LA COLLECTION TRAITEMENT NATUREL

De plus en plus de gens dans le monde sont victimes de maladies que la médecine moderne, malgré son développement technique, semble souvent incapable de prévenir ou de guérir. Donc, de plus en plus de gens se tournent vers la médecine «naturelle» en quête de réponses. La collection *Traitement naturel* a pour but d'offrir un guide clair, pratique et fiable pour les traitements disponibles les plus sûrs, les plus doux et les plus efficaces, de façon à ce que ceux qui souffrent et leurs familles reçoivent l'information nécessaire leur permettant de faire leur propre choix à propos des traitements les plus appropriés.

Rhumes
et grippes

© Copyright Element Books Limited, 1995
Publié initialement en anglais par ELEMENT BOOKS,
sous le titre *The Natural Way: Colds & Flu*

Version française publiée chez:
Les Éditions Modus Vivendi
C.P. 213, Dépôt Sainte-Dorothée
Laval (Québec) Canada
H7X 2T4

Traduit de l'anglais par: Jean-Robert Saucyer
Design et illustration de la couverture: Marc Alain
Infographie: Marise Pichette

Dépôt légal, 1er trimestre 1998
Bibliothèque nationale du Québec
Bibliothèque nationale du Canada
Bibliothèque nationale de Paris

ISBN: 2-921556-49-9

COLLECTION TRAITEMENT NATUREL

Rhumes
et grippes

Penny Davenport

Consultants médicaux de la collection
Dr Peter Albright, m.d. et Dr David Peters, m.d.

Approuvé par
l'AMERICAN HOLISTIC MEDICAL ASSOCIATION
et la BRITISH HOLISTIC MEDICAL ASSOCIATION

MODUS VIVENDI

Table des matières

Illustrations

À ma famille

Remerciements

Je souhaite remercier tous ceux qui m'ont généreusement renseignée, en particulier Kim Rose Alison (thérapeute employant les remèdes floraux du Dr Bach), Gill Atkinson (homéopathe), Gerry Bishop (acupuncteur), Anne Blouet (herboriste et spécialiste du côlon), Sheila Brook (aromathérapeute), Mandy Cohen (nutritionniste et ostéopathe), Jane Duncan (spécialiste de la méthode Louise Hay), Chris Elliot (chiropraticien), Delia Hardy (enseignante de la technique Alexander), Clive Lindley-Jones (ostéopathe et kinésiste), Maureen Peapell-Smith (réflexologue), Stan Steadman (pharmacien), Rosemary Stratton (une femme d'exception) et Zeta West (sage-femme et acupunctrice). En dernier lieu, mes remerciements vont à ma fille Victoria, en raison de sa collaboration, et à mon éditeur, Richard Thomas, pour sa patience et pour la chance qu'il m'a donnée.

Introduction

De nos jours, les rhumes et les grippes n'atteignent plus les proportions épidémiques d'autrefois (peu de gens se souviennent que l'épidémie de grippe de 1920 a fait plus de victimes dans le monde entier que la Première Guerre mondiale), mais la grippe demeure l'une des principales causes de décès et nous avons de nombreuses raisons de penser qu'il s'agit d'une maladie de notre civilisation.

Le rhume et la grippe semblent trouver une même cause, à savoir l'affaiblissement de notre système immunitaire provoqué par les conditions malsaines dans lesquelles nous vivons et par les occupations tout aussi malsaines de plusieurs d'entre nous.

La médecine conventionnelle repose presque complètement sur les produits pharmaceutiques afin d'en traiter les symptômes et les médecins s'intéressent rarement aux causes profondes des maladies. Cet ouvrage vous présentera non seulement les différents traitements qui sont à la fois doux, sûrs et efficaces, mais vous apprendra comment mettre à jour les causes profondes de ces maladies, de sorte que vous puissiez prévenir leur occurrence.

Penny Davenport

CHAPITRE 1

Qu'est-ce que le rhume et la grippe?

Pourquoi adviennent-ils et qui affectent-ils?

Le rhume et la grippe (l'*influenza* pour la nommer correctement) sont si fréquents que nous les prenons pour acquis. Ils semblent être le résultat presque inévitable de la vie que nous menons, et particulièrement durant la saison hivernale. Cependant, malgré leur prolifération, nous les comprenons mal et nul n'a encore mis au point un remède infaillible contre ces maladies. De quoi s'agit-il au juste?

La majorité des experts croit désormais que l'un et l'autre sont causés par des *virus*, c.-à-d. une particule infectieuse vivante composée de *protéines*. Elle est si minuscule qu'on ne peut la voir sous un microscope ordinaire; elle peut même passer entre les mailles d'un filtre destiné aux germes de plus gros calibre.

Les virus, véhiculés dans les liquides organiques de l'air ambiant, déclenchent des maladies de toutes sortes. En plus du rhume et de la grippe, ils provoquent des maladies telles que la varicelle, la rougeole, les oreillons et la poliomyélite. Toutefois, alors que le virus du rhume est relativement simple, il existe une grande variété de virus de la grippe (plus de 200 au dernier recensement, et ce nombre va augmentant!) qui peuvent produire une aussi large variété de symptômes.

La différence entre un rhume et la grippe

Les virus peuvent se déplacer sans difficulté dans l'air ambiant sur de courtes distances, en particulier dans une chaude atmosphère; on peut ainsi les répandre aisément en toussant, en éternuant, voire en respirant normalement. Tant le rhume que la grippe sont ainsi propagés.

Au premier stade, le rhume et la grippe se développent de la même manière et affichent la plupart des mêmes symptômes. Leur principale différence tient à ceci que le rhume se propage au niveau de la tête, c.-à-d. les *voies respiratoires supérieures*, selon l'appellation médicale correcte, alors que la grippe se répand à d'autres régions, en particulier les poumons et les articulations.

De plus, contrairement à une grippe, un rhume ordinaire ne provoque généralement pas une hausse de température, et ne contraint pas le malade à s'aliter. Autrement dit, un rhume n'est pas aussi grave qu'une grippe et la plupart des malades s'en tirent sans être plus qu'ennuyés par la chose. La grippe, par contre, peut s'avérer extrêmement grave, voire mortelle.

Comment et pourquoi contracte-t-on le rhume?

Malgré ce que l'on croit souvent, on n'attrape pas un rhume, ni la grippe d'ailleurs, en prenant froid, en se mouillant ou en se trouvant dans un courant d'air. Quelqu'un est plus susceptible de succomber à une infection, quelle qu'elle soit, s'il est contraint à un stress intense car ses mécanismes de défense sont alors affaiblis (voir Chapitre 3). Ce sont ces failles dans son mécanisme de défense qui, à leur tour, favorisent l'infiltration du virus.

Par la suite, le virus du rhume, qui aura probablement été transmis par quelqu'un qui a éternué ou toussé près de vous, se logera à l'intérieur des canaux chauds et humides du nez et de la gorge. La tunique interne de la *membrane muqueuse* devient infectée et inflammée, et voilà qu'un rhume est en progression.

Un picotement au fond de la gorge et le nez qui commence à se boucher sont souvent les premiers signes d'un rhume. Par la suite, on éternue, on a mal à la tête, les yeux larmoient et éventuellement, les voies nasales s'obstruent et on a l'impression d'avoir la tête lourde. Les symptômes varient de l'un à l'autre, mais pas autant que ceux de la grippe.

Comment et pourquoi contracte-t-on la grippe?

Nous contractons la grippe pour la même raison que nous contractons le rhume: notre système immunitaire est affaibli, ce qui facilite l'entrée du virus et sa prolifération. À partir des muqueuses du nez et de la gorge, il se transmet vite à d'autres régions, en particulier aux poumons.

Les symptômes de la grippe sont ceux du rhume; après l'infection initiale, il faut compter entre deux et trois jours pour les voir apparaître. Le déclenchement est habituellement soudain: dessèchement de la gorge, suivi de picotements, d'un mal de tête et d'une hausse de température. Les articulations peuvent être endolories et la toux se jette dans la poitrine. On a souvent la nausée et l'envie de vomir.

Qui encourt le plus de risque et pourquoi?

- Les enfants sont généralement plus à risque que les adultes, car ces derniers ont pu, au fil du temps, fortifier leur système immunitaire par suite d'expositions répétées. (Voilà pourquoi le rhume ordinaire a causé tant de ravages chez les autochtones d'Amérique lorsqu'ils furent mis en présence des colons européens: leur système immunitaire n'était pas en mesure de combattre le virus de cette maladie.)
- Les personnes sous médication prolongée ou qui consomment des produits pharmaceutiques puissants sont souvent moins en mesure de combattre facilement une infection. De nos jours, il n'est pas inhabituel de voir un enfant de cinq ans ayant consommé une dizaine d'antibiotiques ou plus avant d'entrer à la petite école et cela le rend particulièrement vulnérable à l'infection.
- Les personnes âgées, surtout celles qui ont des ennuis respiratoires ou pulmonaires occasionnés par le froid hivernal ou l'humidité, sont particulièrement exposées.
- Les handicapés encourent des risques parce qu'ils ne peuvent prendre suffisamment d'exercice. Une carence d'exercice physique réduit la quantité d'oxygène en circulation dans le sang (cette dernière est essentielle à la santé, ainsi que vous le verrez au Chapitre 2), auquel cas la résistance à l'infection est moindre.

- Les pauvres qui achètent des aliments bon marché encourent aussi des risques. Les produits les moins chers sont souvent les moins nutritifs et une alimentation carencée peut affaiblir le système immunitaire.

Pourquoi contractons-nous la grippe et le rhume à répétition?

Les personnes qui attrapent le rhume souvent et facilement sont plus susceptibles de contracter la grippe. Mais pourquoi attrapons-nous le rhume et la grippe en premier lieu? D'ordinaire, lorsque nous contractons une maladie, l'organisme dresse un système de défense, afin de nous protéger de cette maladie par la suite.

Or la récurrence de la grippe et du rhume s'explique par la nature même des virus. Ces virus sont particulièrement astucieux (les scientifiques disent «instables»); ils sont en mutation constante, de sorte que, au moment où l'organisme a développé une résistance à une forme virale particulière, le virus se transforme et les *anticorps* ne sont plus en mesure de le reconnaître et de le supprimer.

Pis encore, ces virus savent se faire oublier pour attendre patiemment leur heure. Ils attendent que le système immunitaire soit affaibli, puis ils font irruption et ravagent tout sur leur passage. On retrouve le même phénomène en ce qui concerne le VIH, par exemple.

Nous ne savons pas vraiment pourquoi ces virus sont instables, ni pourquoi leur nombre augmente à un rythme effarant. Ces questions demeurent une énigme que la science cherche encore à résoudre.

L'Organisation mondiale de la santé (OMS), chargée par l'ONU de promouvoir la santé à l'échelle internationale, supervise une centaine de laboratoires de par le monde; on y prélève des échantillons de virus de la grippe aux fins d'analyse et de mise au point de vaccins en vue de prévenir les épidémies et les pandémies. Cependant, la hausse du nombre de ces virus, alliée à leur habilité à se métamorphoser rapidement, complique sans cesse les travaux de recherche.

Nous devons aux critères de construction résidentielle moderne, de même qu'à une meilleure hygiène, la non récurrence de la pandémie de 1920 qui fit 20 millions de victimes, mais la grippe, et dans certains cas le rhume, posent encore des graves problèmes de santé chez nombre d'individus. Nous l'avons dit, on meurt encore de la grippe et des millions de gens souffrent du rhume.

Petite histoire du rhume et de la grippe

Même si les scientifiques ne sont pas parvenus à isoler le virus de la grippe avant 1932, ses symptômes furent décrits par Hippocrate, considéré comme le fondateur de la médecine, voilà deux millénaires.

En fait, le rhume et la grippe semblent être des maladies de civilisation, qui se sont développées il y a 10 000 ans, lorsque les individus ont commencé à former des villes. La théorie jette ici le blâme aux chevaux. On croit que le virus qui affecte les chevaux — le *rhinovirus* — a muté et qu'il fut alors transmis aux êtres humains.

Au IXe siècle, l'armée de Charlemagne, empereur des Francs, fut décimée par suite d'une épidémie de grippe qui se répandit au continent, à la faveur de laquelle les armées mahométanes des Maures réussirent presque la conquête de l'Europe. Au fil des siècles suivants, des pandémies grippales firent éclosion à intervalles réguliers pour culminer en rien moins que cinq épidémies majeures depuis un siècle.

La pire éclosion se produisit toutefois à la fin de la Première Guerre mondiale, alors que plus de 20 millions de malades moururent. En Amérique, on arrêta des gens sous prétexte qu'ils éternuaient tandis que l'Australie vota une loi afin d'obliger la population à porter un masque protecteur en public.

La tristement célèbre pandémie de grippe asiatique de 1957 toucha plus de 80 millions de personnes à l'échelle mondiale, dont 15 millions au Royaume-Uni, soit le tiers de la population. En 1989, une épidémie emporta 25 000 individus en Grande-Bretagne, dont la majorité résidaient en Écosse et dans le Nord de la Grande-Bretagne.

Une *épidémie* est une éclosion qui touche une large proportion de la population d'une région ou d'un pays, alors qu'une *pandémie* est une éclosion qui se répand à l'échelle mondiale.

Selon le *UK Office of Population Censuses and Surveys*, le taux annuel de mortalité causée directement par la grippe ne chute jamais sous la barre des 4 000 en Grande-Bretagne, même lorsqu'on n'est pas en présence d'une épidémie. Étant donné que la grippe est la cause indirecte de la mortalité par suite d'autres maladies telles que la pneumonie et la bronchite, les chiffres véritables sont assurément plus élevés.

Les groupes viraux responsables de la grippe

Les virus de la grippe sont généralement classés en trois catégories: A, B et C. La grippe asiatique de 1957 fut causée par le virus de type A qui a depuis refait surface à des intervalles oscillant entre deux et quatre ans. Les virus de types B et C surgissent moins régulièrement et semblent être moins puissants.

En Grande-Bretagne, on perd en moyenne 15 millions de journées de travail chaque année à cause de maladies grippales. La vaccination demeure le traitement dont on vante le plus les mérites. Près de quatre millions d'individus furent vaccinés au Royaume-Uni en 1990 et cette proportion est plus élevée dans la majorité des pays du continent européen. Toutefois, la vaccination n'est pas exempte de problèmes et, selon certains, de danger.

Dans les chapitres suivants, nous nous pencherons sur les avantages et les inconvénients de la vaccination, de même que sur des solutions de rechange sûres et efficaces. Mais voyons d'abord comment les virus du rhume et de la grippe s'attaquent à l'organisme et quelles sont les réactions de défense de ce dernier.

CHAPITRE 2

À propos de la respiration et des poumons

*Comment ils fonctionnent
et pourquoi des problèmes surviennent*

Essentiellement, le rhume et la grippe sont des maladies du *système respiratoire*. Ce dernier, qui sert à l'oxygénation de tout l'organisme, comprend les poumons, les oreilles, le nez, la gorge et, indirectement, le sang.

L'air entre et sort de l'organisme par le truchement des poumons. Cette opération, dite *respiration*, est l'une des fonctions vitales de l'organisme. Nous pouvons survivre sans manger pendant plusieurs semaines, sans boire pendant plusieurs jours mais, à défaut de respirer pendant quelques minutes, nous sommes assurés de mourir.

L'*oxygène* est à l'origine de la vie sur terre. Les poumons absorbent l'oxygène de l'air que nous inspirons, qui est ensuite acheminé vers les vaisseaux sanguins pour se rendre enfin dans toutes les régions de l'organisme afin d'y fournir de l'énergie (voir Figure 1).

Chez un être en bonne santé, l'air inhalé passe par la gorge, où il est tiédi, humidifié et filtré, puis descend dans la trachée jusqu'aux *voies bronchiques* où il est acheminé dans chacun des poumons. Ces derniers renvoient alors l'air «usé», sans oxygène, à l'extérieur de l'organisme.

Cet air, tiède et humide, contient des gouttelettes d'eau qui forment un terreau idéal à la prolifération des germes, notamment les virus du rhume et de la grippe. Voilà en quoi la toux et les éternuements propagent l'infection.

Le fonctionnement des poumons

Ainsi qu'on le distingue à la Figure 2, chacun des poumons est un sac contenant un ensemble de tubes qui deviennent de plus en plus fins, jusqu'à ce que le plus mince d'entre eux ait la circonférence d'un cheveu. L'air est acheminé dans cet ensemble de tubes, dont les plus fins sont nommés *bronchioles*, jusqu'à ce qu'il parvienne à de minuscules cellules qui doivent contenir de l'air et que l'on appelle *alvéoles*. Chaque poumon compte environ 300 millions de ces alvéoles.

Les parois de ces sacs sont si fines que l'oxygène contenu dans l'air peut y filtrer au travers et se rendre directement au courant sanguin, à partir de quoi il parvient à toutes les cellules vivantes de l'organisme. Ces dernières emploient l'oxygène afin de brûler les hydrates de carbone (tel le sucre) pour fabriquer de l'énergie. Le gaz carbonique est l'un des déchets de ce processus qui passe par tout l'organisme afin d'être expulsé par le nez et la bouche.

Les poumons ont également une autre fonction vitale qui consiste à filtrer le sang afin qu'il conserve sa fluidité et qu'il ne coagule pas.

Bien sûr, il importe de respirer l'air le plus pur qui soit. En raison de la piètre qualité de l'air que nous respirons, l'état de nos poumons se détériore avec l'âge. Nos poumons sont roses à la naissance jusqu'à devenir d'un gris sale avec le temps. Les poumons des mineurs employés dans les mines de charbon sont noirs, tandis que ceux des Inuits qui vivent dans les régions non polluées de l'Arctique demeurent d'un rose vif tout au long de leur vie.

Principe de la respiration

La respiration consiste simplement à emplir et à vider les poumons d'air, mais peu comprennent vraiment ce principe et sont conscients de l'importance d'une bonne respiration.

Précisons d'entrée de jeu que les poumons ne respirent pas d'eux-mêmes. Ils s'emplissent et se vident sous l'action du *diaphragme*, un muscle large et mince situé sous eux (voir Figure 3). Le diaphragme est lié au système nerveux et s'élève et descend automatiquement en réaction aux ordres du système instinctif (ou *autonome*). Étant donné que les poumons reposent sur le diaphragme, ils se vident (l'air usé en est expulsé) lorsque le diaphragme s'élève et s'emplissent (l'air frais y pénètre) lorsqu'il retombe.

Bien sûr, il est possible de forcer la respiration en faisant fi de l'automatisme de la fonction et en s'emplissant volontairement les poumons d'air. Il s'agit alors d'une *respiration thoracique*, une bien mauvaise manière de respirer. Longtemps on a enseigné aux soldats à respirer de la sorte, en gonflant le torse, mais cela empêche les poumons de se vider de façon naturelle et l'air usé y est retenu. La *respiration abdominale* constitue la bonne

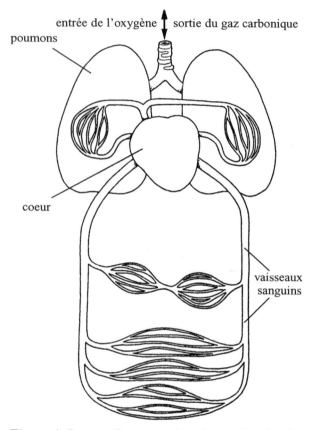

Figure 1 Les systèmes respiratoire et circulatoire

manière de respirer. Pour cela, il faut respirer à partir de l'estomac. Ainsi, on aide le diaphragme à se soulever et à descendre à la verticale comme il se doit, ce qui emplit et vide les poumons de la bonne manière.

On rencontre souvent des gens qui respirent peu profondément. Leur respiration n'est pas assez

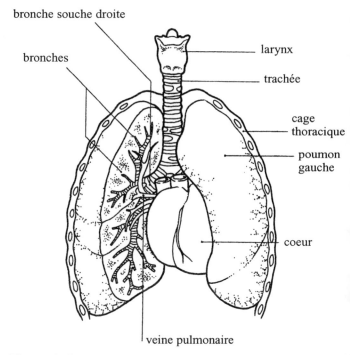

Figure 2 Les poumons

profonde pour répondre aux exigences de leurs poumons en matière d'oxygène. Les gens dont la respiration est superficielle ont tendance à avoir les épaules voûtées. À respirer constamment de façon superficielle, ils réduisent la part d'oxygène que contient leur organisme et, en conséquence, son ardeur à combattre les infections.

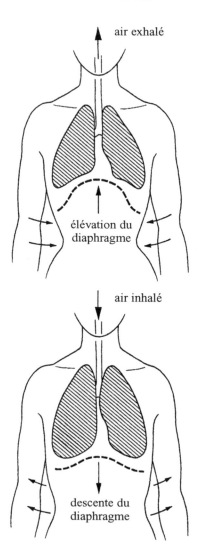

Figure 3 Comment respirer correctement

De quelle manière le système respiratoire nous protège-t-il contre l'infection?

Par surcroît de la protection assurée par le système immunitaire (voir Chapitre 3), le système respiratoire est doté de sa propre protection contre les maladies.

Lorsque nous inspirons, l'air traverse les couloirs du nez et de la bouche, descend par la gorge avant d'entrer dans les poumons. Au long de ce trajet, il est filtré par de délicats petits poils que l'on appelle des *cils*. Le plus gros des matières infectieuses contenues dans l'air ambiant est absorbé par la *membrane muqueuse* qui tapisse les parois du nez et de la gorge. Les corps étrangers adhèrent à cette membrane, de même qu'aux *amygdales* que nous connaissons mal encore, situés à l'arrière de la langue, de chaque côté de l'entrée de la gorge, dont la raison d'être est de combattre l'infection. Ensemble, ils contribuent à la protection des voies nasales et des poumons.

Lorsque le nez est obstrué, l'air passe droit à l'arrière de la bouche, où se croisent les divers tubes et orifices menant aux oreilles, aux sinus et aux voies nasales. À cet embranchement se trouvent aussi les *végétations adénoïdes*, des tissus similaires aux amygdales dont la tâche consiste à combattre les germes présents dans la région. Ces différentes régions peuvent être atteintes lors d'une infection.

Les maladies du système respiratoire

De nombreuses pathologies sont liées à des maladies du système respiratoire, dont les symptômes sont souvent similaires à ceux du rhume et de la grippe, sauf qu'ils sont plus graves. Quelques-unes de ces pathologies peuvent être déclenchées par un rhume ou, plus probablement, la grippe, tandis que d'autres peuvent survenir sans qu'aucun lien n'ait été identifié.

Les maladies touchant les oreilles, le nez et la gorge sont désignées comme étant des infections des *voies respiratoires supérieures*, tandis que celles touchant la poitrine et les poumons sont dites infections des *voies respiratoires inférieures*. Les infections des voies respiratoires supérieures, qui comptent notamment le rhume et la grippe, sont généralement moins graves que les infections des voies respiratoires inférieures.

Les infections des voies respiratoires supérieures

Les affections adénoïdes

Les affections adénoïdes sont à vrai dire des maladies de la petite enfance. Les ganglions adénoïdes sont situés au fond de la bouche, à l'intersection du passage menant au nez. Relativement gros chez les enfants, leur taille devient négligeable à l'âge adulte. Composés du même tissu ganglionnaire que les amygdales, ils peuvent enfler de la même manière par suite d'un rhume ou de la rougeole. Le tissu enflé peut obstruer la gorge et les tubes menant aux oreilles (*les trompes d'Eustache*) avec pour effet d'inciter à respirer par la bouche et à parler du nez. Les oreilles sont souvent atteintes, ce qui explique la surdité qui frappe temporairement les enfants qui souffrent sans cesse d'un rhume et d'un mal de gorge. Dans les cas les plus graves, la forme du nez peut changer. Il peut devenir tiré et le pont peut même s'aplatir étant donné que la bouche est constamment ouverte. La nuit, la respiration est ardue et les enfants font alors des cauchemars et mouillent leur lit en raison de leur sommeil trouble. Advenant que l'affection occasionne un ennui grave ou permanent, en général chez les petits enfants, on peut procéder à l'ablation chirurgicale des ganglions adénoïdes.

Le catarrhe

Le catarrhe est une inflammation des muqueuses donnant lieu à l'hypersécrétion d'un liquide épais s'échappant du nez. Il peut s'accumuler alors que l'on souffre d'un rhume, d'une grippe ou d'une bronchite. La tunique interne des membranes muqueuses du nez peut s'irriter et, devant l'obstruction des voies nasales, le sujet a du mal à respirer. Le catarrhe peut accompagner la plupart des infections des voies respiratoires supérieures et affecte souvent les personnes qui consomment quantité d'aliments qui favorisent la formation du mucus (voir Chapitre 4).

La fièvre

La fièvre est une hausse de la température du corps au-delà de la normale et peut révéler une infection. La température normale du corps se situe entre 36 et 37°C. Il n'y a pas lieu de s'inquiéter avant que la température n'atteigne 39°C chez un adulte. La fièvre traduit un stress dans l'organisme; une température plus élevée que la normale stimulera le système immunitaire afin qu'il combatte l'infection. La température d'un enfant peut être plus élevée que celle d'un adulte, de sorte qu'il n'y a pas lieu de s'inquiéter avant qu'elle n'excède 39°C. Elle pourrait abréger la maladie. Cependant, si la température excède 40°C, il faut immédiatement consulter un médecin.

La laryngite

La laryngite est l'inflammation de la membrane muqueuse du *larynx* (l'organe vocal principal). La membrane épaissit, des nodules s'y forment qui peuvent s'ulcérer et causer la rupture du cartilage. La gorge est alors desséchée, brûlante et endolorie et l'on a du mal à avaler. Parfois, on perd la voix ou alors elle devient rauque. On peut tousser et avoir du mal à respirer par le nez auquel cas on respire par la bouche. Bien qu'une laryngite soit généralement de courte durée, elle peut survenir fréquemment (on dit alors qu'elle est *chronique*) et gêner notamment quelqu'un qui fait métier de conférencier ou d'interprète. Cette infection peut être occasionnée par l'inhalation de particules ou de vapeurs irritantes et par l'absorption de liquides brûlants. Advenant sa récurrence régulière, il faudrait se tenir loin de la poussière et des irritants similaires, de l'alcool et du tabac. Cette infection est désagréable plus qu'elle n'est dangereuse.

La pharyngite

Pharyngite est l'appellation médicale du simple mal de gorge. Le *pharynx* est un canal qui relie la bouche aux fosses nasales et qui s'enflamme rapidement advenant une infection. Les membranes de la gorge deviennent lustrées et rougies, et de petites boules blanches font leur apparition lorsque la *lymphe* devient inflammée. Des varices peuvent éclater sous l'effort causé par la toux (on s'inquiète souvent de ce que le sang ainsi sécrété provienne des poumons). Plusieurs raisons peuvent être à l'origine de cette maladie, du tabagisme à la consommation d'alcool, d'une alimentation trop épicée à une piètre digestion. Des tisanes ou des infusions pourront soulager le malade.

La sinusite

La sinusite est une inflammation des quatre cavités osseuses du visage et survient souvent par suite d'un rhume ou d'une grippe. Les membranes tapissant l'intérieur des cavités réagissent à toute infection en fabriquant du mucus. Lorsque celui-ci épaissit, la région du front et des joues devient endolorie, particulièrement lorsqu'on se penche ou que l'on tousse. Les étroits canaux nasaux servant au drainage des liquides, dont certains ne font pas plus de 5 mm, sont vite obstrués par l'excédent de mucus et ils deviennent infectés; il s'ensuit une profonde incommodité, douleurs et maux de tête. Des dents gâtées sont parfois à l'origine de l'infection. Les enfants de moins de cinq ans peuvent être atteints au niveau des joues, puisque les autres cavités des sinus se développent lorsqu'ils sont plus âgés. Les sécrétions nasales, épaisses et colorées, obstruent parfois les voies complètement, de sorte que l'on perd l'odorat. Il faut compter jusqu'à trois semaines pour que les symptômes s'atténuent et disparaissent.

Lorsque les problèmes de sinus persistent, il faut parfois opérer afin de racler les fosses nasales ou alors on y fore un trou minuscule duquel s'échapperont les sécrétions. La sinusite peut revenir de façon répétée en raison d'une réaction allergique, par exemple à une plante ou à une substance quelconque. Elle est parfois causée par un irritant particulier, notamment la fumée de cigarettes, même si le sujet n'est pas fumeur.

L'amygdalite

Les amygdales sont deux organes situés sur la paroi latérale du larynx dont la fonction consiste à fabriquer des substances protectrices dites *lymphocytes* afin d'enrayer la progression de l'infection au reste du système respiratoire. L'infection des amygdales est appelée *amygdalite*. Elle est souvent causée par un organisme appelé *streptocoque*. Celui qui souffre d'une amygdalite a du mal à avaler, a très mal à la gorge et ses amygdales deviennent couvertes d'un enduit blanchâtre. Pis encore, des parcelles d'aliments peuvent se loger dans la douzaine de cavités des deux organes et *se putréfier*. Cette maladie touche toute la gorge qui se met à enfler et se propage à d'autres régions, notamment les glandes lymphatiques. La température peut augmenter et les oreilles être affectées. La fièvre et une impression de fatigue généralisée sont communes. La langue peut être couverte d'un enduit blanchâtre, source de mauvaise haleine. Les infections répétées sont plus difficiles à guérir. Chaque fois qu'une amygdalite survient, elle laisse davantage de tissu cicatriciel, ce qui peut causer un *phlegmon amygdalien*. Il s'agit d'un abcès qui se développe sur les amygdales et qui peut causer de graves complications.

Note: Autrefois, les médecins pratiquaient couramment l'ablation des amygdales (voire même des végétations adénoïdes) chez les jeunes enfants atteints, mais cette pratique est moins répandue à présent. On n'a désormais recours à l'*amygdalectomie* (l'ablation chirurgicale des amygdales) que dans les cas d'infections répétées. Il en est de même pour les végétations adénoïdes.

Les infections des voies respiratoires inférieures

La bronchite

La bronchite est l'inflammation de la muqueuse des bronches. À mesure qu'elle enfle, les conduits deviennent plus étroits, obstrués, et le malade doit tousser afin d'en expulser l'excès de mucus. L'organisme en devient vite fatigué, exténué. Une toux persistante embourbe les *cils* qui tapissent le système respiratoire, de sorte qu'ils ne sont plus en mesure d'évacuer le flegme à l'intérieur des canaux. En raison de l'accélération de la respiration, les fines branches et les alvéoles d'air présentes dans les poumons s'emplissent vite de mucus et s'en trouvent détruites. Cette situation peut conduire à une maladie grave appelée *emphysème*. Si la circulation du sang dans les poumons en est affectée, des problèmes cardiaques peuvent survenir.

En Angleterre et au pays de Galles, 33 pour cent plus de gens meurent des suites d'une bronchite chronique que partout ailleurs dans le monde. Les nouveau-nés et les personnes âgées sont particulièrement à risque. La bronchite se transforme quelquefois en *pneumonie*. Les personnes atteintes devraient être confinées à une pièce bien chauffée. La pollution aérienne et la fumée du tabac contribuant à toutes les maladies pulmonaires, on devrait s'en protéger autant que faire se peut.

La toux

La toux accompagne souvent le rhume et la grippe, car il s'agit d'une réaction de l'organisme à l'obstruction des voies respiratoires. La gorge s'en trouve incommodée, une brûlante sensation est ressentie. La toux semble le seul moyen de désobstruer un canal bloqué et de soulager l'inconfort.

Le croup

Il s'agit d'une toux spasmodique dont le son creux distinctif provient de l'incapacité de respirer comme il se doit. Ses attaques touchent en particulier les nourrissons et les jeunes enfants, et frappent souvent la nuit. L'enflure et l'obstruction partielle de l'entrée du larynx gênent la respiration; l'air y pénètre en faisant un son creux qui effraie tant les enfants que les parents, (pour le traitement de cette maladie, voir Chapitre 4).

La pleurésie

Des membranes séreuses entourent et protègent les poumons, et en facilitent les mouvements; il s'agit des plèvres. En présence de certaines maladies, par exemple une maladie du coeur, un épanchement de liquide peut s'accumuler — souvent à raison de plusieurs litres — dans l'interstice situé entre les plèvres et les poumons (la *cavité pleurale*). Son poids exerce alors une pression sur les poumons, ce qui gêne la respiration. Voilà ce que l'on appelle une pleurésie. Si de l'air s'infiltre dans cet interstice, le poumon peut s'affaisser. Normalement, le surplus d'air est vite absorbé par les poumons qui reviennent à la normale. Mais lorsqu'il y a accumulation de liquide et qu'aucune correction ne survient naturellement, il faut rectifier la situation par voie chirurgicale.

La pneumonie

La pneumonie est une grave inflammation des poumons causée par des bactéries ou un virus. Elle fait parfois suite à une grippe. La pneumonie causée par des bactéries est la plus commune et s'étend souvent du nez à la gorge, et affecte d'habitude une partie du poumon. On éprouve de la douleur et l'on est incommodé à mesure que du mucus s'accumule et s'infecte dans les poumons. On peut trouver des traces de sang dans le flegme, on a du mal à respirer et on fait souvent de la fièvre. Une *pneumonie virale* ne peut être soignée avec des antibiotiques, mais elle dure rarement plus d'une semaine. La *bronchopneumonie* est plus répandue chez les personnes âgées, en particulier par suite d'une bronchite. Elle affecte différentes régions des poumons de façon circonscrite. Si les différentes régions finissent par se toucher, l'ensemble des poumons peut être atteint.

Un rhume, et surtout une grippe, peuvent déclencher l'une des maladies dont nous venons de faire état. On serait donc bien avisé de prévenir l'apparition du rhume ou de la grippe. Dans le prochain chapitre, nous nous intéresserons aux causes ou aux déclencheurs de ces maladies.

CHAPITRE 3

Les causes
et les facteurs de risque

Quels sont-ils et en quoi vous affectent-ils?

Le rhume et la grippe font leur apparition pour une raison fort simple: votre mécanisme de défense servant à combattre l'infection et la maladie est déficient. Ce mécanisme, appelé *système immunitaire*, fonctionne sans cesse chez un individu en santé, à l'instar d'une armée de fantassins exerçant une surveillance ininterrompue, dans le but de vous défendre contre quoi que ce soit qui pourrait vous nuire, un virus par exemple.

Lors d'une épidémie de rhume ou de grippe, la maladie n'atteint pas certaines personnes tandis que d'autres y succombent. Tous sont pourtant exposés au même virus, mais en raison de la constitution de leurs systèmes immunitaires, certains individus deviennent malades et d'autres s'en tirent indemnes. Ces derniers le doivent à leur système immunitaire, plus résistant que la moyenne.

Si votre système immunitaire fonctionne à plein régime, vous serez protégé contre le rhume, la grippe et toute autre maladie indésirable. Malheureusement, dans le monde où nous vivons, plusieurs facteurs, notamment la qualité de l'air ambiant et notre état affectif, peuvent affecter ou entraver le bon

fonctionnement du système immunitaire. Avant de
nous intéresser à ces facteurs de risque, il convient
de nous pencher sur les fonctions du système immunitaire.

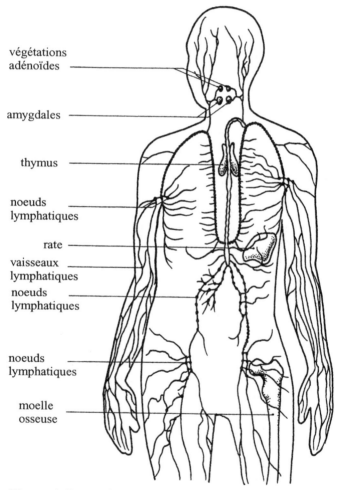

végétations
adénoïdes

amygdales

thymus

noeuds
lymphatiques

rate

vaisseaux
lymphatiques

noeuds
lymphatiques

noeuds
lymphatiques

moelle
osseuse

Figure 4 Le système immunitaire

Le fonctionnement du système immunitaire

En dépit de l'importance de sa raison d'être, le système immunitaire est étonnamment simple. Il est composé de notre courant sanguin et des quelques organes suivants, à savoir les *amygdales*, le *thymus*, les *noeuds lymphatiques* et la *rate* (voir Figure 4).

L'une des tâches de ce groupe d'organes consiste à fabriquer des globules blancs, appelés *leucocytes*. La défense contre la maladie repose essentiellement sur l'action de ces globules blancs présents dans le sang. (Une partie des globules blancs est également fabriquée dans la moelle osseuse, où sont produits les globules rouges. Voir l'encadré ci-dessous intitulé: «Comment le sang combat l'infection».)

Les globules blancs produisent des substances qui défendent l'organisme contre les attaques de tout ce qui peut lui être nuisible tels que les virus. Les substances qui lancent pareilles attaques sont les *antigènes* tandis que les substances qui assurent la défense sont les *anticorps*.

Comment le sang combat l'infection

Grosso modo, la composition du sang est la suivante:

- 40 pour cent de globules rouges (dits érythro-cytes);
- 60 pour cent de plasma, un liquide semi-translucide composé de protéines (dont les vitamines) et de sels minéraux;
- une petite quantité de globules blancs (dits leucocytes) et d'agents de coagulation (dits plaquettes sanguines).

Parmi les autres composants, on retrouve les hormones qui contrôlent les substances chimiques présentes dans l'organisme et, de ce fait, ses fonctions vitales.

Le sang est principalement fabriqué dans la moelle osseuse, notamment dans les os des côtes, de la colonne vertébrale, du torse et du crâne, mais également dans les noeuds lymphatiques et la rate. Tous les globules rouges et une partie des globules blancs proviennent de la moelle osseuse, bien que ces derniers soient également fabriqués au niveau des noeuds lymphatiques et de la rate. Les globules blancs ou leucocytes sont subdivisés en trois grandes catégories:

• les macrophages;
• les lymphocytes B;
• les lymphocytes T.

Les macrophages (voir Figure 5) comptent pour la plupart des globules servant au combat. Ils s'occupent en quelque sorte de faire place nette. Ils entourent et engouffrent toute substance nocive telle qu'un virus (antigène), mais également toute substance défensive (anticorps) avant de disposer du tout par le biais du système lymphatique.

Les lymphocytes B fabriquent les anticorps chargés de détruire les antigènes. Ils sont également dotés d'une mémoire capable de reconnaître et de lancer une attaque contre des virus qui ont frappé dans le passé.

Les lymphocytes T sont répartis en deux catégories: les lymphocytes T auxiliaires et les lymphocytes T suppresseurs, tous deux nécessaires afin de maintenir l'équilibre de la réaction immunitaire. Les lymphocytes T contiennent des *cytotoxines* qui détruisent les cellules infectées et fabriquent une protéine bloquant les virus appelée *interféron*.

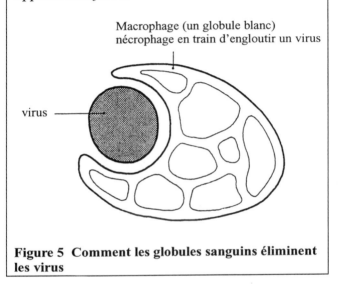

Macrophage (un globule blanc) nécrophage en train d'engloutir un virus

virus

Figure 5 Comment les globules sanguins éliminent les virus

Nous sommes entourés d'organismes étrangers qui tentent de nous envahir: les virus, les bactéries, les champignons, les polluants chimiques et le pollen sont potentiellement hostiles à l'organisme.

Chacune des cellules de notre corps peut également nous occasionner des ennuis. Inactives pendant plusieurs années, elles peuvent soudain, pour une raison inexpliquée, se retourner contre nous, surmonter les réactions défensives de l'organisme et causer des dommages considérables. Il peut en résulter les maladies suivantes:

• un cancer;
• une candidose;

- des allergies multiples;
- le syndrome de l'estomac qui fuit.

Que se passe-t-il lorsque le virus du rhume ou de la grippe frappe?

Après que le virus du rhume ou de la grippe ait percé nos défenses, l'organisme commence à fabriquer une protéine appelée *interféron*. Elle sonne l'alerte et appelle les autres cellules à résister au virus et à empêcher sa prolifération. Le flux sanguin en direction du système digestif ralentit (ce qui explique pourquoi nous avons moins faim) et la température augmente. Cette fièvre est bon signe puisqu'elle indique que l'organisme se prépare au combat.

Ensuite, les lymphocytes combattants passent à l'action. Les lymphocytes T combattent les antigènes directement. Ils circulent dans tout l'organisme, y transmettent l'information concernant le virus et incitent les autres cellules au combat. Les lymphocytes B fabriquent les anticorps lorsqu'ils possèdent les renseignements pertinents concernant le nouveau virus.

Tout ceci ne survient pas en un clin d'oeil. Le système immunitaire doit rassembler ses forces afin d'assurer une bonne protection et ce délai fournit au virus l'occasion de gagner un peu de terrain. Voilà pourquoi les symptômes du rhume ou de la grippe peuvent d'abord s'aggraver, jusqu'à ce que le système immunitaire ait eu le temps de fabriquer suffisamment d'anticorps pour contrer l'attaque du virus en question. La prochaine fois que ce dernier tentera une incursion dans l'organisme, il sera aussitôt démasqué et le bataillon défensif passera à l'action sans tarder.

Ce système de défense fonctionne bien la plupart du temps mais, à l'occasion, il manque à sa tâche. Souvent, cet échec s'explique par la virulence de l'attaque ou parce que le système de défense, affaibli pour une raison quelconque, n'est plus en mesure de parer aux coups. C'est alors que nous devenons un terrain de prédilection aux maladies de toutes sortes, notamment le rhume et la grippe.

Qu'est-ce qui nuit au système immunitaire?

Tous ceux dont le système immunitaire est affaibli courent le risque de contracter les virus communs. En regard de la centaine de virus du rhume et du nombre encore plus élevé de virus de la grippe recensés jusqu'à présent, l'organisme a peu de chances de fabriquer des anticorps dont l'action soit durable. D'autant plus que nombre de virus de la grippe semblent être en mesure de se modifier à volonté. Cela signifie que lorsque le virus hostile se présente une deuxième fois, l'organisme est incapable de le reconnaître et lui ouvre la porte à nouveau.

Plusieurs choses peuvent nuire au système immunitaire et on les désigne par l'expression «facteurs de risque». Dans ce cas, les principaux facteurs de risque sont:

- une alimentation carencée;
- le tabagisme;
- la pollution;
- un excès de soleil;
- un excès de travail;
- le stress.

Une alimentation carencée

Toutes les autorités compétentes s'entendent sur une chose: ce que nous mangeons et buvons a d'importantes répercussions sur notre santé et notre bien-être. L'alimentation typique en Grande-Bretagne et en Amérique du Nord, composés d'aliments carencés, trop gras, trop sucrés, trop salés, manque de nutriments essentiels à l'organisme, notamment de vitamines, de minéraux, d'acides aminés et d'acides gras essentiels, mais elle peut également détruire les nutriments présents dans l'organisme.

Ainsi, le sucre blanc raffiné favorise la prolifération de micro-organismes, fait chuter la quantité de sucre dans le sang (provoquant ainsi des sautes d'humeur), fait augmenter le taux de cholestérol sanguin et la pression sanguine, et affaiblit les globules blancs dans leur combat contre les bactéries. On croit à tort que le sucre procure de l'énergie, alors qu'il ne donne que des calories vides, c.-à-d. des calories dénuées d'énergie ou d'autres nutriments. Pis encore, il affaiblit le système immunitaire; celui-ci faiblit d'un tiers de sa puissance au cours des deux heures suivant l'ingestion de deux cuillerées de sucre blanc.

La consommation de sucre en Occident a augmenté considérablement au fil du temps, passant sur une base annuelle de 1,3 kg par personne, il y a un siècle, à plus de 55 kg par année à l'heure actuelle. Le sucre et le pain blanchis sont les plus consommés en Grande-Bretagne et en Amérique du Nord, en dépit de leur valeur nutritionnelle quasiment nulle et des dangers qu'ils représentent pour la santé.

Les nutritionnistes estiment que les individus qui se nourrissent de la diète occidentale typique, composée d'aliments carencés, sont atteints de malnutrition et, de ce fait, sont prédisposés à des infections de toutes sortes, parmi lesquelles ont retrouve le rhume et la grippe.

Le tabagisme

La consommation du tabac nuit à la faculté propre à l'organisme de combattre l'infection et la maladie de plusieurs façons.

- Le tabagisme affaiblit le système immunitaire et inhibe la circulation sanguine.
- Il augmente la pulsation cardiaque (à raison de cinq battements la minute), de sorte que l'organisme a besoin de plus d'oxygène car les toxines inhalées telles que la *nicotine* et l'*oxyde de carbone* (sans parler des agents *cancérigènes* et des autres irritants) expulsent l'oxygène du courant sanguin.
- Il provoque l'inflammation des membranes bronchiques.
- Il encourage les globules blancs combattants (les *polynucléaires neutrophiles*) à se rendre dans les poumons où leurs enzymes digèrent les tissus pulmonaires (les non-fumeurs sont naturellement protégés contre cette action).
- Il fait chuter le taux d'acide ascorbique (la vitamine C) dans l'organisme. (La vitamine C est la plus importante lors du combat contre l'infection; voir Chapitre 4).

Sombre bilan du tabagisme

- Plus de 450 000 personnes meurent chaque année aux États-Unis et en Grande-Bretagne des suites de maladies associées au tabagisme.
- Environ 85 pour cent des décès des suites d'une insuffisance respiratoire sont causés par le tabagisme.
- Environ 40 pour cent des fumeurs invétérés meurent avant l'âge de la retraite.
- Hormis le cancer des poumons, en hausse en raison de la popularité de la cigarette, le tabagisme est responsable de la hausse de la bronchite, de l'emphysème et des ennuis respiratoires alors que d'autres cancers y sont associés.
- La nicotine est un poison puissant qui s'avère un stimulant à petite dose et un dépresseur à forte dose (soit 10 cigarettes et plus). Deux grammes de nicotine suffisent à tuer quelqu'un.
- Loin de calmer, elle peut causer des palpitations et provoquer l'angoisse.
- Le tabagisme supprime l'appétit.
- La fumée secondaire, inhalée par un non-fumeur, contient des substances cancérigènes telles que les *nitrates*, les *nitrites*, le *benzpyrène* (à raison de 300 pour cent plus que ce qu'absorbe le fumeur), le *méthylbenzène*, une substance chimique dérivée du goudron de charbon que l'industrie appelle *toluène* et qui sert de dissolvant (600 pour cent plus que ce qu'absorbe le fumeur) et les *diméthyl-nitrosamines* (5 000 pour cent plus que ce qu'absorbe le fumeur).

- Le tabagisme passif touche particulièrement les foetus, les enfants, les personnes âgées et celles aux prises avec des problèmes respiratoires.
- Les fumeuses ont de nombreux problèmes hormonaux et connaissent davantage d'ennuis pendant la grossesse, dont peuvent souffrir leurs bébés.
- Les fumeurs entrent plus difficilement en érection, ceci parce que le tabagisme endommage les capillaires du pénis.

Nul ne s'en étonnera, il faut plus de temps aux fumeurs pour guérir d'une infection, en raison de l'état de leurs poumons et de la faiblesse de leur système immunitaire.

L'on peut se défaire de la dépendance qu'entraîne la nicotine par le recours à des thérapies naturelles, notamment l'acupuncture, et la nutrition dont nous savons qu'elles sont efficaces (voir Chapitres 7, 8 et 9).

La pollution

Nous sommes constamment entourés de substances chimiques. Les émanations de pétrole et de diesel, les étoffes et les moquettes synthétiques, les matières plastiques, la peinture et la fumée, l'eau mal traitée, les insecticides, les additifs alimentaires et les agents de conservation ne constituent que quelques-uns des polluants avec lesquels nous entrons fréquemment en contact.

Il en existe d'autres dont nous commençons à peine à soupçonner la dangerosité, dont on peut dès lors croire qu'ils sont plus nocifs encore. Il s'agit entre autres des radiations à haute et à basse fréquences qui émanent des appareils radio et des téléviseurs, des fours à micro-ondes et des ordinateurs, de même que les champs électromagnétiques créés par les lignes à haute tension et les systèmes électriques chargés d'un haut voltage. (Apparemment, les chlorophytes araignées font un bon antidote naturel contre nombre de polluants électromagnétiques à la maison comme au bureau.)

L'organisme est muni de systèmes permettant à l'individu d'affronter ou de s'adapter à plusieurs des polluants existants. L'éternuement est le symptôme évident d'un organisme qui ne tolère pas ce à quoi il est confronté. Parfois, la charge est si imposante que l'organisme semble simplement incapable de réagir adéquatement. Il propose alors différentes maladies, qu'il s'agisse d'une simple allergie ou d'un cancer.

Un excès de soleil

C'est dommage, mais le soleil n'est pas toujours une bénédiction. L'amincissement progressif de la couche d'ozone entourant l'atmosphère terrestre présente des dangers pour qui s'expose directement au soleil. Il peut provoquer le cancer de la peau et stimuler le processus d'oxydation qui accélère le vieillissement. (Les enfants sont particulièrement vulnérables à cet égard et doivent toujours être protégés par un filtre solaire les jours d'été. On peut également leur donner des suppléments quotidiens de *bêta-carotène*.)

Une surcharge de travail

La chose peut sembler évidente à tous, sauf à un patron bourru, mais trop travailler pendant trop de temps, sans prendre d'exercice ni se relaxer, épuise l'organisme de sorte qu'il n'est plus en mesure de se protéger contre une infection. Cela est d'autant plus vrai avec la progression de l'âge.

Le stress

Le stress et l'épuisement émotionnels atteignent les gens de différentes façons, qu'il s'agisse des enfants qui craignent de se rendre à l'école, des parents qui ont du mal à joindre les deux bouts, des chômeurs qui cherchent un emploi, des sans-logis, des chefs de service qui ciblent des buts inatteignables, des conjoints qui se sautent à la gorge. Il est étonnant, en fait, que le mal ne soit pas plus grand. Le stress stimule les glandes surrénales, ce qui entraîne une sorte d'euphorie qui, de courte durée, est plutôt plaisante, mais qui, au contraire, si elle devient trop fréquente, épuise les forces de l'organisme et affaiblit le système immunitaire.

Heureusement, en dépit de tous ces facteurs de risque, il existe de nombreuses choses toutes simples que nous pouvons faire afin de préserver notre santé. Nous verrons lesquelles au fil du prochain chapitre.

CHAPITRE 4

Les manières de s'aider soi-même

Conseils en matière de prévention et de traitement

Lorsque vous attrapez le rhume (ou la grippe) et que vous sentez que la maladie s'installe, le moment est venu de prendre quelques décisions. Irez-vous de l'avant avec votre routine journalière et infecterez-vous votre entourage chaque fois que vous éternuerez ou tousserez? Au contraire, garderez-vous le lit en compagnie d'une bouillotte et d'un bon livre?

Si vous êtes fiévreux, la décision ira de soi car vous n'aurez pas envie de poursuivre vos activités. Votre organisme aura décidé à votre place. L'heure est venue de gagner votre lit et de laisser votre température redescendre à la normale grâce au concours des remèdes doux et efficaces dont il sera question dans les prochaines pages et dans les chapitres subséquents.

Quatre mesures simples afin de guérir

Quiconque souffre d'un vilain rhume ou d'une grippe doit faire quatre choses:

- prendre du repos et se détendre;
- se tenir au chaud;
- boire beaucoup;
- manger très peu.

Étant donné l'étonnante faculté propre à l'organisme humain de se rétablir seul, ces quatre mesures simples constituent un bon remède afin de soulager bon nombre d'infections causées par le rhume ou la grippe.

Le repos et la détente

La plupart de ceux qui ont la grippe doivent garder le lit. Un rhume banal vous affectera moins, mais vous auriez intérêt à vous aliter malgré tout, même si vous êtes du genre à ne pas vous laisser impressionner par quelques éternuements. Non seulement le rétablissement sera-t-il plus rapide, mais il sera plus complet et vous risquerez moins de voir surgir à nouveau l'infection, le lendemain, la semaine suivante ou le mois d'après.

Par contre, si vous vous entêtez à poursuivre vos activités, votre état se dégradera, sans compter que cela prolongera la durée de l'infection et que vous infecterez assurément les gens qui vous entourent. C'est ainsi que la grippe est devenue la première cause d'absentéisme. Donc, restez à la maison, reposez-vous et faites grimper les statistiques!

Se tenir au chaud

La chaleur permet aux mécanismes de défense de l'organisme de concentrer leur action sur la résistance et la suppression de l'infection. En outre, elle favorise la relaxation. Voilà pourquoi il est bénéfique de garder le lit: on y atteint ces deux objectifs à la fois. Vous parviendrez au même résultat en vous asseyant sur un canapé, les pieds couverts d'une couette ou d'une couverture.

Boire beaucoup

Boire une grande quantité de liquide vient au second rang d'importance, après le repos. L'organisme a besoin de deux à trois litres de liquide par jour afin de bien fonctionner et une personne malade devrait en boire autant, voire davantage. Peu de gens boivent en quantité suffisante, même lorsqu'ils se portent bien. Choisissez toutefois un breuvage qui favorise l'organisme et non l'inverse.

L'eau de source ou l'eau filtrée embouteillée est conseillée, car l'eau du robinet contient trop de substance chimiques. Les jus de fruits et de légumes conviennent, mais allongez-les d'un peu d'eau pure. Un jus de fruit devrait être dilué dans une proportion de 33 à 50 pour cent, tandis qu'un jus de légume devrait l'être d'environ dix à 20 pour cent. (Incidemment, ne les mélangez pas. Les compositions chimiques des jus de fruit et de légumes sont tellement différentes qu'elles pourraient provoquer des réactions antagonistes dans votre estomac. Il est préférable de consommer ces jus séparément.)

Les breuvages tels que le thé et le café sont définitivement à proscrire. Il s'agit de stimulants qui ajoutent au fardeau de l'organisme, dont il peut se passer en période de maladie. Par contre, les tisanes sont indiquées. La sauge rouge, la menthe poivrée, la fleur de sureau et l'achillée s'avèrent très efficaces afin de soulager les autres symptômes associés au rhume et à la grippe (voir les sections du présent chapitre portant sur la toux et le mal de gorge).

La préparation de vos tisanes

Un picotement au fond de la gorge constitue souvent le premier signe d'un rhume à venir. Vous pouvez empêcher l'apparition d'un rhume en préparant vos propres tisanes. Pour ce faire, il suffit de déposer une cuillerée de l'herbe médicinale choisie au fond d'une tasse, d'y verser de l'eau bouillante (afin d'infuser les ingrédients actifs) et de poser un couvercle ou une soucoupe sur le bord de la tasse. Ainsi, les huiles essentielles qui sont thérapeutiques seront conservées. Laissez infuser pendant dix minutes et inhalez-en la vapeur avant de la boire ou de vous en gargariser. Buvez à petites gorgées régulières jusqu'à ce que la tasse soit vide. Prenez une tisane à deux ou trois reprises au cours de la journée.

Mise en garde: Procurez-vous vos herbes médicinales chez un fournisseur reconnu, par exemple un herboriste qualifié ou une boutique d'aliments naturels réputée. Les herbes médicinales sont puissantes et quelques-unes peuvent être mortelles. Il est essentiel de consulter un expert au préalable.

Manger très peu

Alors qu'il est à votre avantage de boire beaucoup, l'inverse vaut en ce qui concerne la bouffe, en particulier lorsque vous êtes malade. La digestion exige beaucoup d'efforts de l'organisme, qui doivent être amplifiés en fonction de la quantité ingérée. Hélas! la majorité des Occidentaux mangent beaucoup plus que ce dont l'organisme a besoin pour être vif et sain.

Une maladie fournit donc une bonne occasion de moins manger. Grignotez quelque chose de temps en temps, lorsque l'envie vous prend, plutôt que de faire de vrais repas à heures fixes.

Notre organisme connaît cette règle mieux que nous qui sommes conditionnés à manger trois fois par jour; c'est la raison pour laquelle nous n'avons pas faim lorsque nous sommes malades. Quelque 30 pour cent de notre réserve énergétique sont employés aux seules fins de la digestion, de sorte que, en ne mangeant pas, cette même énergie peut être canalisée vers la guérison. D'instinct, les enfants sont portés à ne pas manger lorsqu'ils sont souffrants, tandis que les animaux malades jeûnent. Donc, ne vous inquiétez pas devant votre absence d'appétit; cela vaut mieux pour vous!

Toutefois, si vous croyez devoir manger quelque chose, un potage ou quelques légumes cuits à la vapeur font un bon repas, surtout s'il s'agit de légumes frais. Il en est de même des fruits frais, bien qu'il ne faille pas associer les fruits et les légumes. Un potage au céleri, au persil, aux pommes de terre ou au cresson contient quantité de potassium essentiel au rétablissement. Le riz brun et les pommes de terre en robe des champs procurent beaucoup d'énergie; de plus ils sont légers et faciles à digérer.

Le yaourt nature est le seul produit laitier que vous devriez manger et il convient idéalement de le prendre au petit-déjeuner. Si vous avez encore faim, ne consommez que des fruits frais; les raisins et les agrumes tels les oranges sont les plus indiqués car ils contiennent de la vitamine C, un nutriment essentiel au combat contre l'infection. (Malheureusement, ils en comptent moins à présent en raison des insecticides employés, de la cueillette trop hâtive, de la cire dont on enrobe leur écorce et des longues distances parcourues à bord de remorques réfrigérées.)

Comment faire un court jeûne (24 heures)

Jeûner signifie ne pas manger, mais il ne s'agit pas de se laisser mourir de faim. Jeûner permet de consommer des breuvages, mais aucun aliment. Le jeûne à des fins thérapeutiques a une longue histoire et peut procurer de nombreux bienfaits, pour peu que l'on sache s'y prendre.

Un jeûne en douceur, au cours duquel on boit autant d'eau et de jus de fruit ou de légumes que l'on veut, nettoie l'organisme en profondeur. Le congé ainsi accordé au système digestif procure à l'organisme davantage d'énergie qu'il consacre à l'élimination des déchets organiques. La peau, les intestins, le foie, les reins et les poumons doivent s'activer davantage afin d'éliminer les toxines qui s'accumulent dans l'organisme (jusqu'à quatre litres par jour); il importe donc de boire de l'eau pure ou des jus de légumes afin de favoriser cette élimination.

Un jeûne sans supervision médicale ne devrait pas durer plus de deux jours; mais même un bref jeûne de 24 heures peut apporter de bons résultats lorsqu'on sent poindre un rhume ou lorsqu'il s'installe. La plupart d'entre vous ne devraient éprouver aucune difficulté à mettre en oeuvre les mesures suivantes:

- Commencez la journée en buvant un verre d'eau chaude contenant une rondelle ou du jus de citron *frais*.

- Au milieu de la matinée, à midi, en après-midi et en soirée, buvez un grand verre de jus de fruit ou de légume *allongé d'eau pure* (mais ne combinez pas les fruits et les légumes). Il est préférable que le jus ne provienne que d'un seul fruit ou légume et mieux encore si vous le préparez vous-même. Pour ce faire procurez-vous une centrifugeuse. Toutefois, on trouve des jus organiques dans la plupart des boutiques de produits naturels. En général, les jus de légume contiennent une grande variété de minéraux. On peut également ne boire que de l'eau pure.

- Entre les verres de jus de fruit ou de légume, buvez de l'eau pure (embouteillée ou filtrée). Buvez-en au moins un litre par jour, voire davantage.

En dernier lieu, convainquez-vous qu'il s'agit là de la meilleure chose que vous puissiez faire. Vos proches vous mettront peut-être en garde contre les évanouissements si vous ne mangez pas d'aliments solides, mais ils auraient tort. Nous sommes en mesure de vivre pendant plusieurs jours sans consommer aucun aliment, à la condition de boire beaucoup.

Le premier jeûne que l'on fait est un réel exploit. Ne vous tracassez pas devant le léger inconfort causé par un mal de tête. Cela signifie seulement que votre organisme se détoxifie, c.-à-d. qu'il se déleste des toxines qui l'empoisonnent. Celui qui jeûne peut connaître une montée d'euphorie au cours de laquelle il se sentira extraordinairement bien, mais il ne faut pas abuser de ses forces en pareil cas. Ne partez pas à l'aventure! Votre organisme est alors très sensible et vulnérable aux stimuli extérieurs et aux polluants de toutes sortes.

Rompez le jeûne en mangeant des fruits. Le repas suivant doit être fait de légumes exempts d'hydrates de carbone, c.-à-d. pas de pommes de terre. Vous pourrez manger une pomme de terre en robe des champs en début de soirée. Vous ne devriez pas boire de thé, de café et d'alcool pendant au moins un jour ou deux après avoir jeûné.

Note: Vous pouvez jeûner efficacement et sans danger même si vous souffrez d'*hypoglycémie*. Toutefois, le jeûne est proscrit aux femmes enceintes et à celles qui allaitent, aux diabétiques et aux personnes très âgées qui n'ont jamais jeûné de leur vie.

Des aliments qui combattent l'infection

Les meilleurs aliments pour combattre le rhume et l'infection sont les fruits et les légumes *crus*, de préférence organiques, frais et propres. Seuls les fruits et les légumes crus, c.-à-d. qui n'ont subi aucun traitement ni aucune cuisson, contiennent la quantité de nutriments (soit les vitamines, minéraux, enzymes et acides aminés) dont nous avons besoin.

Les produits et les traitements chimiques servant à divers stades des procédés de culture employés aujourd'hui (tels que les engrais, les insecticides et les agents de conservation) détruisent quantité de nutriments essentiels. La cuisson, même à la vapeur, en détruit encore une bonne partie. Il est donc préférable de se procurer des fruits et des légumes de culture organique. Ils sont certes plus onéreux, mais ils sont plus susceptibles de conserver leurs qualités essentielles et leur culture ne nuit pas à l'environnement.

Les graines germées constituent l'aliment cru le plus simple qui soit. Il suffit de mettre des graines de luzerne dans l'eau pour la nuit, d'en changer l'eau chaque jour et elles commencent à germer. À ce stade, elles contiennent tous les nutriments dont elles ont besoin afin de croître pleinement. Elles constituent alors un fort concentré nutritionnel et un aliment complet. Ainsi, une petite boîte de luzerne germée procure l'équivalent d'un bol de légumes crus consommé chaque jour pendant une semaine.

Des aliments nutritifs sont garants d'une bonne santé. Les aliments féculents, sucrés et gras ralentissent la digestion et l'élimination. Les déchets demeurent alors trop longtemps dans les intestins (en fait, dans le côlon ou gros intestin) où ils finissent par durcir; l'élimination se fait alors avec difficulté et des toxines nocives sont libérées dans l'organisme. Une bonne partie des aliments crus ingérés chaque jour veillera à ce que les nutriments soient absorbés en quantité suffisante et à ce que les déchets soient éliminés aussi rapidement et efficacement que possible.

Note: Lavez rigoureusement les fruits et les légumes avant de les consommer, après quoi mettez-les à tremper dans du vinaigre de cidre dilué afin de les décontaminer des produits chimiques ajoutés en cours de production.

Les légumes recommandés

Afin d'écarter le rhume et la grippe, consommez au moins un grand bol de légumes crus chaque jour. Choisissez parmi les légumes suivants: le brocoli, le chou, les carottes, le chou-fleur, les fines herbes, les haricots verts, le céleri, le persil, les piments, les pois et le cresson. Nappez-les de vinaigrette à base d'huile d'olive de première pression à froid à laquelle vous pouvez ajouter un soupçon de piment de Cayenne, ainsi que des oignons, de la ciboulette, de l'ail, des poireaux ou des oignons verts. Ces derniers appartiennent à la famille de l'oignon, dont les propriétés antigrippales sont connues depuis longtemps.

Les fruits recommandés

Les abricots, les agrumes (oranges, citrons et pamplemousses), les groseilles, les goyaves, les kiwis, les litchis, les mangues, les melons, les nectarines, les papayes, les pêches, les fraises et les tangerines sont riches en calcium, en fer et en vitamines A et C, tous efficaces contre le rhume et la grippe.

Les aliments contre-indiqués

Il importe surtout d'éviter de consommer les aliments suivants:

* les produits laitiers (*tous* les types de lait, écrémé ou pas, le beurre à faible teneur en matières grasses, le beurre complet, la margarine, les fromages, la crème et les dessert à base de lait);
* les aliments préparés avec de la fécule raffinée (le pain et les pâtes blancs, les pâtisseries, les gâteaux et les biscuits);

- les aliments à teneur élevée en sucrose (sucre blanc).

Les *produits laitiers* favorisent la formation du mucus. Les aliments favorisant la formation de mucus engorgent l'appareil et ont de désagréables répercussions au niveau du nez, de la gorge et des poumons, mais également au niveau du système digestif et des intestins. Les produits laitiers sont les principales sources de mucus. Leur teneur en matières grasses, qu'elle soit faible ou élevée, n'y change rien.

Les *aliments à base de fécule raffinée* sont contre-indiqués si l'on a le rhume ou la grippe, de même qu'en cas d'ennuis pulmonaires, car ils favorisent également la formation de mucus.

Le *sucrose* est l'un des trois composants du sucre (les autres étant le fructose et le glucose) et c'est le plus nuisible à la santé. Le sucre nous donne de l'énergie, mais celle-ci provient principalement du glucose et, dans une moindre proportion, du fructose. Le sucrose doit sa popularité au fait qu'il satisfait notre désir de nous mettre quelque chose de sucrée sous le palais. Les sirops, par exemple, sont composés exclusivement de sucrose alors que les bonbons en sont confectionnés dans une large proportion. Le hic, c'est que le sucrose fournit des calories mais peu d'énergie et qu'à défaut d'être brûlé il se transforme rapidement en gras.

Consommer une quantité excessive de sucre entraîne ce que l'on appelle communément une «montée de sucre». Cette hausse soudaine de la concentration de sucre dans le sang peut provoquer une multiplication du taux d'énergie mais elle est rapidement suivie d'une chute tout aussi rapide. Ces fluctuations du taux sanguin de sucre peuvent initier un cycle malsain de crêtes et de creux qui entraînera la lassitude et, parfois, des sautes d'humeur excessives. Les édulcorants artificiels sont pis encore que le sucre. Des recherches démontrent qu'il s'agit de substances cancérigènes (qui causent le cancer) et que l'organisme les assimile plus difficilement que le sucre.

On trouve une meilleure source de sucre dans les aliments riches en nutriments tels que les fruits frais et séchés, le miel, le malt, la mélasse et les jus de fruit. (Ceux qui croient que le sucre brun vaut mieux que le blanc seront déçus, car le sucrose est nocif quelle que soit sa forme. Le miel, bien qu'il consiste principalement en fructose et en glucose, peut entraîner des ennuis au chapitre du taux de sucre sanguin mais l'organisme est mieux paré à l'assimiler.)

Les hydrates de carbone à libération lente tels que les céréales complètes, les légumes à gousse, les légumes et les fruits constituent les meilleures sources d'énergie durable pour l'organisme.

L'importance de l'hygiène

Bien sûr, il importe de vous immuniser contre l'infection. Les germes et les virus prolifèrent dans les canaux nasaux et sont propagés, nous l'avons vu, par le biais de la toux et des éternuements. La recherche a démontré que nous touchons notre nez, nos oreilles, nos yeux et notre bouche en moyenne plus de 30 fois par jour, de sorte que nous nous réinfectons constamment. La médecine a même une appellation pour désigner ce phénomène; il s'agit de l'*auto-inoculation*.

Cette découverte peut signifier qu'il nous faudra réviser nombre de nos conceptions par rapport à l'infection. C'est un geste naturel que de toucher son visage, ses yeux et son nez, même pendant le sommeil. Ainsi, advenant qu'une infection soit présente, elle sera vite propagée. La quantité de bactéries présentes sous les ongles est considérable, même chez ceux qui se vantent de leur propreté.

Une étude publiée en 1978 dans le *American Journal of Epidemiology* montra que 90 pour cent des personnes souffrant du rhume portaient le virus sur leurs doigts. Les enrhumés transmirent le virus par une simple poignée de mains dans une proportion de 20 sur 28. Quelque 90 pour cent des participants furent infectés par la voie de leurs doigts contaminés qu'ils portèrent à leurs yeux et à leur nez par comparaison à un sur 12 qui contractèrent la maladie alors qu'ils étaient à table en présence de gens qui éternuaient et toussaient. Dix volontaires, qui logèrent pendant trois jours et trois nuits dans une maison où vivaient des gens infectés, de qui ils étaient séparés uniquement par de la broche à poulailler, ne montrèrent aucun symptôme.

En conséquence, puisqu'une bonne part de l'infection provient de l'individu, la clef de la prévention doit se trouver du côté de la propreté. Kenneth Seaton, un chercheur américain qui s'est penché sur la chose pendant 12 ans, a élaboré des règles d'hygiène en vue de se débarrasser efficacement des bactéries.

Les germes abondent sur les doigts, en particulier sous les ongles, dont celui du pouce qui recèle 50 fois plus de bactéries que les autres ongles et la peau, où pourtant elles sont présentes par millions. Même les personnes les plus scrupuleusement propres ont les ongles ainsi contaminés. Un chirurgien, après une stérilisation en règle, compte encore une large population de bactéries sous les ongles.

Les germes qui prolifèrent à la surface de la peau sont l'un des principaux facteurs de maladie. Les bactéries présentes sous les ongles ne sont pas touchées par les antibiotiques et sont sans cesse réintroduites dans les yeux et le nez, ce qui peut occasionner des infections récurrentes. Afin de contourner cela, Seaton a mis au point un savon censé éliminer les bactéries nocives et laisser la vie sauve à celles dont nous avons besoin. Les ongles sont vigoureusement nettoyés lorsqu'on les trempe dans la solution antibactérienne et seules les bactéries utiles survivent sur la peau et sous les ongles.

Un savon liquide destiné à l'hygiène du visage, employé matin et soir, a permis de supprimer les bactéries infectieuses. Lors d'essais contrôlés, les sujets qui emploient ce savon liquide ne font plus d'infection et affirment que leur peau a plus belle apparence. Leur fonction immunitaire est ravivée puisqu'elle n'a plus à combattre les bactéries infectieuses à tout moment.

Des essais cliniques réalisés en Australie et aux États-Unis sont censés avoir démontré que les personnes ayant fait usage de ce savon antibactérien (appellé Hi Tech-Healthwise Hygiene System) ne contractent plus les quelque cinq ou six infections respiratoires (soit environ 60 pour cent des maladies dans ces deux pays) qui touchent chaque année la plupart des gens.

Des remèdes simples et efficaces contre le rhume et la grippe

Se reposer et rester bien au chaud sont ce qu'il y a de mieux à faire pour se rétablir d'un rhume ou d'une grippe. Mais il existe une variété de remèdes simples, sûrs et très efficaces que vous pouvez préparer vous-même afin d'accélérer la guérison et faire en sorte qu'elle soit durable. À tout le moins, ils atténueront le malaise causé par les symptômes du mal de gorge, de la toux et des maux de tête.

Remèdes généraux contre le rhume

Les remèdes suivants, pour la plupart des breuvages, sont utiles aux adultes:

- Une infusion de fleurs de sureau, de mille-feuille et de menthe poivrée, en quantités égales, soulage à merveille les symptômes du rhume.
- Une infusion d'aneth (ou fenouil bâtard) est très utile afin de disperser le mucus. On peut également employer un mélange fait d'écorce de chêne, de pin, de peuplier, de frêne et de baies de laurier; il suffit d'en ajouter une cuillerée à thé à un verre d'eau bouillante.
- Ajoutez une cuillerée à thé de jus de citron et du gingembre frais à une tasse d'eau bouillante, saupoudrez-y un quart de cuillerée à thé de vitamine C (acide ascorbique) et mettez-y un peu de miel (le miel est un antibiotique naturel). Mélangez et buvez aussitôt.
- Découpez un oignon et de l'ail en tranches, posez-les sur une assiette, couvrez-les de miel liquide, puis posez une assiette dessus. Laissez macérer pendant la nuit. Le lendemain, faites égoutter le liquide et prenez-en des cuillerées à intervalles

fixes au cours de la journée. Le goût est moins désagréable qu'il ne semble de prime abord!

• Les deux sels tissulaires que sont le *ferr phos* et le *kali mur*, en vente dans la plupart des boutiques d'aliments naturels et dans les pharmacies, soulagent le rhume et la congestion nasale. Prenez deux comprimés de chacun aux deux heures.

Aux nouveau-nés et aux bambins souffrant du rhume et de la fièvre, faites avaler une infusion à base de camomille et de mélisse (organiques, de préférence). Donnez-leur en une cuillerée à thé à la fois à toutes les dix minutes.

Huiles essentielles pour soulager le rhume et la grippe

Il s'agit de masser l'ensemble du corps et en particulier la région de l'épine dorsale avec un mélange des huiles essentielles suivantes:

• deux gouttes de lavande
• trois gouttes de théier
• deux gouttes d'eucalyptus

dans une base de cinq ml d'huile de soja ou d'amande. Allongez-vous ensuite sur le lit ou massez-vous le soir avant le coucher. Imbibez-en un mouchoir afin d'en avoir à portée de la main.

Remèdes généraux contre la grippe

Étant donné que la grippe est une infection virale, les remèdes employés pour guérir le rhume risquent d'être peu utiles. Heureusement, il existe plusieurs remèdes à base d'extraits végétaux et de suppléments alimentaires vendus sans ordonnance qui feront l'affaire.

Contre la grippe, la meilleure association qui soit regroupe les remèdes à base d'extraits végétaux et les suppléments alimentaires. Par exemple, les plantes et les herbes médicinales suivantes ont des propriétés antibiotiques et désinfectantes naturelles qui peuvent s'avérer d'un grand secours tant contre le rhume que contre la grippe:

- *L'ail* L'ail est un puissant antibiotique naturel. La meilleure façon de l'ingérer consiste à le manger cru, si l'on en est capable. Une seule gousse réussit parfois à enrayer une infection à sa source. Il suffit de le mastiquer ou de le découper en petits morceaux qu'on ajoute à la garniture d'un sandwich ou à une salade. Sinon, vous pourrez en prendre sous forme de suppléments concentrés: de 400 à 500 mg de poudre d'ail concentré vous fourniront une bonne part d'*allicine*, le composé actif de l'ail. Les capsules d'huile contenant moins de cinq ou dix mg ne sont pas suffisantes.

- *Le gingembre* Le rhizome de gingembre réchauffe et provoque la transpiration, de même qu'il est efficace afin de déloger le mucus et le flegme. Râpez une cuillerée de gingembre frais et laissez-le infuser dans une tasse d'eau chaude pendant quelques minutes. Pour en faire un usage plus régulier, hachez un rhizome de bonne dimension et faites-le bouillir lentement dans une casserole contenant assez d'eau pour emplir plusieurs tasses. Le gingembre déshydraté allongé d'eau chaude et d'un peu de citron est bénéfique pour les poumons.

- *Les graines de pamplemousse* L'extrait de ces graines est très concentré et fait un agent atoxique, hypo-allergénique, antibiotique, antiviral et antibactérien naturel. Il suffit d'en avaler cinq gouttes diluées dans de l'eau tiède, de s'en gargariser ou de s'en rincer le nez à deux ou trois reprises au cours d'une journée. Il peut également servir de désinfectant général.

* *Le théier* L'huile dérivée du théier d'Australie est un agent antibactérien et antifongique efficace, en particulier lorsqu'on l'emploie dans l'eau du bain, qu'on l'inhale ou qu'on s'en frictionne la peau (prenez toutefois garde! certaines peaux sont plus sensibles que d'autres).

Parmi les suppléments alimentaires, on retrouve les vitamines et les minéraux consommés sous formes de capsules concentrées ou de comprimés (bien que quelques-unes, dont la vitamine C, soient populaires sous forme de poudre). Les principaux suppléments alimentaires efficaces dans la lutte contre la grippe sont:

* *La vitamine A* (consommée de préférence sous forme de bêta-carotène qui en est la source végétale et qui est atoxique, contrairement à la vitamine A consommée à fortes doses). De surcroît, la bêta-carotène se trouve dans tous les fruits et légumes jaunes et verts.

* *Les vitamines du complexe B* Il existe de nombreuses vitamines B et toutes tiennent un rôle important dans la protection de l'organisme contre la maladie et l'infection, souvent de concert avec d'autres nutriments. Les vitamines du complexe B s'avèrent particulièrement utiles dans les cas de rhume et de grippe, en renforçant les membranes muqueuses et en les soutenant contre les effets du stress. Les sources alimentaires naturelles en sont la levure de bière, les

céréales complètes et les abats tels que le foie et les rognons.

- *La vitamine C* La vitamine C ou acide ascorbique est, sans contredit, le plus important remède contre le rhume et la grippe. Elle est certes la plus importante des vitamines contribuant à l'éradication de la grippe. La vitamine C stimule la production d'interféron au niveau immunitaire, un agent antiviral qui inhibe les virus. La plupart des fruits et des légumes en contiennent (à condition qu'ils soient frais et crus), particulièrement les agrumes, le cassis, l'églantier et les piments. Il est pratiquement impossible de se procurer la dose nécessaire afin de combattre la grippe par la seule voie de l'alimentation; aussi faut-il prendre des suppléments. Il est préférable de consommer la vitamine C sous forme de poudre plutôt qu'en comprimés ou en capsules, mais si vous tenez à prendre des comprimés, que ce soit ceux dits à dégagement graduel qui diffuseront la dose dans les intestins (où elle est absorbée dans le courant sanguin) au cours de quelques heures. Vous pouvez en consommer autant que vous voulez, jusqu'à ce qu'elle provoque une intolérance au niveau des intestins (autrement dit, jusqu'à faire une diarrhée). Chez certains, la dose quotidienne à ne pas dépasser est de sept ou huit grammes, tandis que d'autres peuvent supporter jusqu'à 20 grammes.

- *La vitamine D* La vitamine D renforce l'immunité en général. On la trouve généralement sous forme de suppléments, doublée à la vitamine A, mais on l'obtient sous forme naturelle dans les huiles de foie de poisson et dans les oeufs.

L'action du soleil sur la peau favorise également la production de vitamine D dans l'organisme.

- *Le zinc*   Le zinc est désigné par les spécialistes comme le «minéral immunitaire», soit l'équivalent minéral de la vitamine C. Alors que cette dernière stimule le système immunitaire afin qu'il combatte les virus, le zinc favorise les propriétés anti-infectieuses du sang, de sorte que réunis, ils forment un duo incomparable. En plus de contribuer à combattre l'infection, le zinc protège et soutient les membranes muqueuses. Un comprimé ou une pastille de zinc qu'on laisse fondre dans la bouche peut enrayer prestement un mal de gorge ou un rhume. Les sources alimentaires naturelles en sont les huîtres, les graines de citrouille, les haricots, les légumes à gousse et les céréales complètes.

Pour soulager les membres et les articulations endoloris

Les membres et les articulations endoloris comptent parmi les symptômes d'infection de la grippe les plus déplaisants qui soient. Ces symptômes finissent par disparaître lorsque l'infection est répandue (vous êtes alors trop souffrant pour vous en réjouir!), mais vous vous sentirez mieux après un bain chaud à l'eau duquel vous aurez ajouté quelques-unes des huiles essentielles efficaces contre les infections.

Les plus indiquées sont l'huile de *lavande*, qui combat l'infection, d'*encens*, qui dégage les voies nasales et qui enraye la progression de l'infection, et de *théier*, un antiseptique. Mélangez-les à raison d'une goutte d'huile essentielle d'encens, deux gouttes d'huile de lavande et deux gouttes d'huile de théier. Délayez-les à une cuillerée à thé de crème fraîche qui servira d'émulsionnant, de sorte que les huiles ne flotteront pas à la surface de l'eau. Faites couler l'eau du bain, après quoi ajoutez la crème contenant les huiles. Faites-vous tremper pendant cinq ou dix minutes.

De l'utilité de la vitamine C et du zinc

L'histoire du zinc débuta alors qu'une fillette refusa d'avaler le comprimé qui lui était prescrit et qu'elle laissa se dissoudre dans sa bouche. En l'espace de quelques heures, son rhume disparut. Cette découverte mena à de nombreux projets de recherche, dont une étude comparative réalisée auprès de 146 volontaires, qui nous apprit que ceux qui avaient sucé deux comprimés dès les premiers signes de rhume et qui en avaient pris un comprimé de 23 mg aux deux heures avaient recouvré la santé trois fois plus rapidement que ceux qui avaient reçu un placebo.

Ceux qui prirent du zinc à intervalles réguliers eurent besoin en moyenne de quatre jours afin de se rétablir alors qu'il en fallut 11 aux autres. En fait, certains se remirent en l'espace de quelques heures, tandis que 30 d'entre eux retrouvèrent la santé en l'espace de 24 heures. Le traitement s'est avéré efficace que le rhume ait été grave ou léger et l'effet fut similaire même si les participants étaient déjà enrhumés au début de l'essai.

Depuis la publication de cette étude en 1984, des tonnes de pastilles de zinc ont été produites (certaines enrobées de sucre afin d'être plus agréables au goût). Les fabricants ont lancé un supplément alliant le zinc à la vitamine C qui semble être d'une grande efficacité tant contre le rhume que la grippe.

On peut égaler se concocter un bon remède contre le rhume et la grippe à partir de vitamine C à laquelle on ajoute du jus de citron, du zinc et des herbes médicinales, ainsi qu'un peu de miel et de concentrés de fruits en guise d'édulcorants.

Note: Consommé pendant plus d'un mois en quantité excessive — soit plus de 100 mg —, le zinc peut provoquer une dépression plutôt que de renforcer le système immunitaire. (Vérifiez la liste des composants sur l'emballage; un comprimé de 20 mg ne contient pas que du zinc. Il faut voir combien de zinc à proprement parler le comprimé contient.

Les avantages des bains

Les partisans de la médecine naturelle ont recours à l'eau afin de stimuler les systèmes de l'organisme. Cette méthode est dite «hydrothérapie» ou thérapie par l'eau. Ses adeptes lancent la journée en prenant un bain ou une douche à l'eau froide, après quoi ils se frictionnent afin de stimuler, disent-ils, le système lymphatique. Les personnes qui prennent régulièrement des bains d'eau froide affirment avoir rarement le rhume ou la grippe.

Dès lors qu'un rhume se déclare, il est préférable de prendre des bains à l'eau tiède, voire chaude. Plusieurs propositions vous sont alors offertes:

• un bain chaud additionné d'une tasse de sel d'Epsom délogera les toxines;

- un bain tiède (pas chaud) auquel on ajoute trois gouttes d'huile essentielle de lavande est à la fois calmant et efficace contre le rhume, tant pour les adultes que les enfants;
- une tasse d'infusion de camomille ajoutée à l'eau du bain peut avoir un effet apaisant, relaxant, en particulier auprès des enfants turbulents, et aidera à dormir.

Après le bain, enveloppez-vous d'un drap de bain chaud, asséchez-vous et allez dormir dans une pièce bien chauffée.

Des bains de pieds à la moutarde

Déposez une cuillerée à soupe de moutarde au fond d'un bac et versez-y l'eau la plus chaude que vos pieds puissent tolérer. Posez les pieds dans la moutarde diluée pendant au plus dix minutes, en ajoutant de l'eau très chaude à mesure que celle du bac refroidit. L'eau doit demeurer chaude, comme le reste de votre corps, notamment votre tête, doit rester au chaud. Asséchez bien vos pieds après le bain, enfilez de lourdes chaussettes de laine et allez droit au lit. Faites ceci deux fois par jour jusqu'à ce que les symptômes aient disparu. Vous pourriez également prendre des bains de mains, de la même manière, en les submergeant jusqu'aux poignets.

Pour soulager la congestion nasale

L'inhalation d'un décongestionnant naturel est un excellent moyen de désobstruer un nez congestionné. Versez une ou deux gouttes d'huile essentielle de citron ou une goutte d'huile essentielle de menthe poivrée dans une tasse d'eau bouillante et couvrez-vous la tête d'une serviette avant d'inhaler les vapeurs. On trouve sur le marché d'excellentes préparations à base d'herbes médicinales, notamment l'huile «Olbas».

Pour soulager le nez endolori

Enduisez votre nez d'une crème à base de vitamine E, de calendula (souci) ou de hypercal, ou encore employez la crème dite «Soin d'urgence» parmi les remèdes floraux du Dr Bach. Ces crèmes ont un meilleur effet si on en enduit le nez *avant* que les lésions n'apparaissent.

Le nettoyage du nez, façon yoga

La tradition yogique repose depuis toujours sur la propreté et l'hygiène; les yogis se nettoient régulièrement le nez et, pour ce faire, ils ont une méthode bien à eux.

Mettez la tête dans un bac d'eau salée et aspirez l'eau par une narine, crachez-la, puis refaites de même avec l'autre narine. Les yogis emploient un petit vase d'argile à long bec. Il suffit de pencher la tête de côté, d'insérer le bec dans une narine et de pincer l'autre à l'aide d'un doigt. On refait ensuite l'opération de l'autre côté. Ce nettoyage est très efficace, débloque le nez congestionné et soulage également les sinus.

Afin de soulager la toux

On peut préparer soi-même un sirop naturel contre la toux à partir d'une cuillerée de guimauve, d'autant de pas-d'âne et d'autant d'hysope. On peut également se fier au sirop fait d'ail et de miel ou de jus de citron, diluée dans une tasse d'eau chaude.

Parmi les préparations que l'on retrouve sur le marché, celles qui sont efficaces sont faites de pin, de Cimicifuga racemosa, de lobélies, de Asclepias tuberosa, de marrube blanc, de valériane, de grains d'anis, de réglisse, de Pulmonaria officinalis et de Capsicum, toutes en vente dans les boutiques d'aliments naturels et dans la plupart des pharmacies.

Afin de soulager l'otalgie

L'otalgie est une douleur à l'oreille occasionnée par un blocage ou une congestion des canaux. Les remèdes suivants la soulagent efficacement:

- Versez quelques gouttes d'huile essentielle d'ail et/ou de grande molène, ensemble ou séparément, dans l'oreille atteinte. L'huile d'amande peut également faire l'affaire. Il est préférable de chauffer quelque peu le mélange pour qu'il atteigne la température corporelle avant de l'employer.
- Il existe un extrait de graines de pamplemousse, commercialisé sous le nom *Citricidal*, qui élimine l'infection ou dissout et déloge la cire durcie. Versez-en quelques gouttes dans de l'huile d'amande; déposez-en dans le canal de l'oreille et appliquez un bouchon d'ouate pendant quelques heures.
- La méthode Hopi, qui fait appel à une vieille tradition amérindienne, suggère un remède simple et efficace. On pose un cylindre de cire dans le canal de l'oreille dont on allume la mèche. Sa présence crée un léger vide qui fait peu à peu remonter la vieille cire durcie à la surface et emplit l'oreille de ses vapeurs bienfaisantes. On procède de la sorte dans chaque oreille. Ce traitement dure généralement entre 30 et 40 minutes et

s'avère utile pour soulager les otites, les infections et la congestion. Les personnes atteintes de surdité et d'*acouphène* (bourdonnement d'oreilles) voient leur état s'améliorer après un tel traitement.

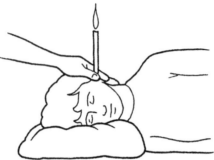

Figure 6 Comment soulager l'otalgie selon la manière Hopi

Afin de soulager le mal de tête

Au cours d'une infection, le mal de tête est généralement causé par les toxines en circulation dans l'organisme. Voici quelques-uns des remèdes naturels appropiés:

• D'abord, il existe l'aspirine naturelle faite d'écorce de saule ou de reine des prés (l'aspirine que nous connaissons est un concentré de synthèse élaboré à partir des composants actifs de ces deux végétaux). Note: Si vous souhaitez prendre un analgésique chimique pour soulager vos maux de tète, le paracétamol est préférable à l'aspirine.

• Frictionnez-vous les tempes avec une goutte ou deux d'huile essentielle de lavande ou appliquez-en sur la face intérieure de vos poignets afin de l'inhaler.

- Les feuilles crues du chrysanthème-matricaire (ou Parthenium), consommées sous forme d'infusion ou en comprimés, en vente dans la plupart des boutiques d'aliments naturels et dans les pharmacies.
- Une infusion préparée à partir de quantités égales d'écorce de bétoine, de Scatellaria Laterifolia et de lavande ou de camomille.
- Un supplément de vitamine B3 (ou niacine) favorise la dilatation des vaisseaux sanguins, ce qui améliore l'irrigation (ce qui explique pourquoi elle provoque des rougeurs quelques minutes après son ingestion).

Afin de soulager la fièvre

On a beau s'en trouver incommodé, la transpiration est une bonne chose lorsqu'on est malade. Elle signifie que les défenses de l'organisme redoublent d'ardeur afin de stopper la progression de l'infection. Il ne faut donc pas s'inquiéter d'une abondante transpiration. Au contraire, la plupart des thérapies naturelles favorisent la transpiration afin d'éliminer les toxines. Une forte suée vient parfois à bout d'une infection du jour au lendemain.

Afin de provoquer une suée

Buvez de l'eau chaude dans laquelle vous aurez mis une cuillerée à thé de poivre de Cayenne, du gingembre et de l'ail, et mettez-vous au lit, enveloppé d'une couverture, avec une bouillotte. Si vous aimez les spiritueux, un peu de brandy ou de whisky ajouté à la potion accélérera la réaction. Vous pourriez également prendre une infusion composée d'achillée, de fleurs de sureau et de menthe poivrée (une cuillerée de chacune).

Prévoyez une autre chemise de nuit et une paire de draps frais au cas où vous seriez trempé (cela survient davantage chez les hommes que chez les femmes) et, surtout, buvez quantité d'eau fraîche ou de jus de fruit. La fièvre provoque la déshydratation, ce qui signifie que vos tissus sont privés d'eau. Il importe donc que vous buviez un breuvage frais à intervalles rapprochés. Un peu de jus de citron ajouté à l'eau lui procurera des vertus antibiotiques.

L'eau à l'orge et au citron fait depuis longtemps une potion de choix mais préparez la vôtre avec du miel ou un concentré de jus de fruit en guise d'édulcorant plutôt que d'acheter une préparation du commerce (contenant trop d'additifs et de sucre).

Afin de faire baisser la fièvre

Une tisane composée à partir de quantités égales d'achillée, de fleurs de sureau et de cataire fera baisser la fièvre. Vous pourriez également appliquer des compresses à température du corps sur le front, les poignets, les genoux et la plante des pieds. Ainsi, la température baissera peu à peu. Conserver une certaine humidité sur la peau fera en sorte qu'elle reste souple et l'eau fait un vecteur qui laisse s'échapper la chaleur.

Voyez à ce que le reste du corps soit couvert, avec des draps de coton ou de fibres naturelles. Surtout, ne vous impatientez pas. La température baissera en temps voulu et un refroidissement trop rapide n'est pas souhaitable.

Les *analgésiques* conventionnels tels que l'aspirine et le paracétamol contribuent efficacement à faire baisser une fièvre élevée, mais il ne faut pas en user dans le but de supprimer la fièvre. Il vaut mieux que celle-ci fasse son temps.

Afin de soulager le mal de gorge

Le meilleur remède maison contre le mal de gorge est fait de miel et de citron ou de vinaigre de cidre dilués dans une tasse d'eau (froide ou chaude). Cette potion, bue lentement ou employée comme gargarisme, fait effet presque sur-le-champ et on peut y avoir recours aussi souvent qu'il le faut. (Le miel a une propriété quelque peu sédative; aussi vaut-il mieux prendre cette potion avant d'aller se coucher). On peut aussi se gargariser avec de l'eau tiède dans laquelle on a fait dissoudre du sel de mer; cette méthode est tout aussi efficace que la première.

La sauge rouge fait un autre remède extrêmement efficace contre le mal de gorge. On laisse infuser environ 30 grammes de sauge rouge dans de l'eau chaude; la tisane peut être bue ou servir de gargarisme. Il est préférable d'employer de la sauge rouge fraîche, mais la sauge ordinaire, même séchée, soulagera quelque peu.

La réglisse naturel, dont l'effet est légèrement anesthésique, apaisera une gorge en feu tout comme elle soulagera la toux.

Afin de soulager la congestion bronchique

Les traitements les plus efficaces qui soient pour soulager l'inflammation et la congestion des voies respiratoires et des bronches sont articulés autour de l'inhalation, doublée ou non d'une friction de la poitrine, à l'aide de préparations qui dégagent les vois respiratoires. On peut également faire des breuvages et appliquer des compresses.

Les compresses

Faites tremper un chiffon, une flanelle ou une serviette de ratine dans une infusion de pas-d'âne bien forte et appliquez la compresse sur la gorge et la poitrine afin de dégager les voies.

Les breuvages

- Préparez une infusion à partir d'une cuillerée de pas-d'âne, de fleurs de sureau et d'achillée que vous boirez à raison de trois fois par jour ou alors:
- mélangez cinq gouttes d'extrait de graines de pamplemousse dans du jus de fruit ou une goutte d'essence de pin, d'essence d'eucalyptus et d'essence d'orange avec une cuillerée à thé de miel dans de l'eau chaude.

Les inhalations

Les inhalations favorisent la désobstruction des voies nasales et thoraciques. Versez de l'eau bouillante dans un bac, laissez reposer pendant une minute puis versez-y entre six et huit gouttes des huiles essentielles de votre choix. On en trouve plusieurs à partir desquelles choisir, notamment l'huile de *baume de benjoin*, faite à partir de la gomme de benjoin de Sumatra, qui est la plus efficace afin de décongestionner la poitrine et les oreilles.

On inhale les vapeurs d'huile essentielle en se penchant au-dessus du bac d'eau bouillante après s'être couvert la tête d'une serviette et en inspirant pendant une dizaine de minutes. Remettez constamment de l'eau bouillante dans le bac afin que des vapeurs s'en échappent. Par la suite, rafraîchissez-vous en vous passant un peu d'eau froide sur le visage. Vous pourriez fabriquer un entonnoir à l'aide d'une feuille de papier et de trombones afin de canaliser les vapeurs et d'en absorber le concentré. On peut également se procurer un vaporisateur électrique qui maintient constamment l'eau au bon degré.

Les frictions

On trouve une grande quantité de produits du commerce qui servent aux frictions, mais il est facile d'en préparer soi-même. Voici comment:

- On peut se frictionner la gorge et la poitrine avec un mélange de dix gouttes d'huile d'eucalyptus et cinq gouttes d'huile de lobélie diluées dans une cuillerée à thé de brandy.
- Les huiles camphrées sont également très efficaces pour les frictions, bien qu'il soit difficile de s'en procurer dorénavant en raison de leur dangerosité si elles sont ingérées (apparemment, certains en ont bu par erreur). Le camphre est un puissant stimulant cardiaque et pulmonaire. On peut contourner la difficulté en préparant soi-même sa propre mixture à l'aide d'huile de camphre et d'huile d'amande.
- Deux gousses d'ail ayant macéré dans de l'huile d'olive font une excellente, quoique nauséabonde, lotion à frictionner.

L'importance de la respiration

Le dixième de l'air présent dans les poumons est remplacé à chaque inspiration, à raison d'un demi litre à la fois. Tout l'air présent dans les poumons est en principe renouvelé à chaque minute, pour peu que l'on sache comment respirer. Mais de plus en plus d'individus respirent de façon superficielle, c.-à-d. qu'ils n'inspirent pas suffisamment, de sorte que de l'air vicié reste dans leurs poumons. On respire correctement lorsqu'on respire à partir de l'abdomen et non du thorax (voir au Chapitre 2).

L'exercice physique est le meilleur moyen de renouveler l'air à l'intérieur des poumons. On peut absorber jusqu'à trois litres d'air frais à chaque inspiration lorsqu'on prend de l'exercice, ce qui renouvelle tout l'air dans les poumons en l'espace de deux ou trois inspirations et expirations. La promenade est l'un des meilleurs moyens de prendre de l'exercice. Toutefois, si vous êtes trop souffrant pour aller vous promener, vous pouvez faire des exercices respiratoires devant une fenêtre ouverte. Plus il se trouvera d'oxygène dans votre circuit sanguin, plus vous aurez d'énergie et mieux vous vous porterez.

Faites ce simple exercice: en comptant jusqu'à dix, inspirez lentement tout en levant les bras; puis, expirez lentement, en comptant encore jusqu'à dix, et en baissant les bras. Faites cet exercice à dix reprises, à raison de deux fois par jour. Il exige un peu de concentration mais il profitera à l'organisme dans son ensemble. Tous les athlètes connaissent les avantages d'une bonne technique respiratoire.

Une bonne posture favorise également une bonne respiration. L'affaissement des épaules réduit grandement la capacité d'absorption des poumons, alors qu'une bonne posture les élargit. Apprendre à bien se tenir et à élargir ainsi ses poumons procure plus d'espace aux organes internes et cela est particulièrement profitable lorsqu'on souffre d'un rhume ou d'un ennui respiratoire.

La technique Alexander est l'une des meilleures qui soient afin d'apprendre à bien se tenir. Les praticiens de cette technique sont des enseignants et non des thérapeutes; ils enseignent à employer une bonne posture à des fins thérapeutiques (voir Chapitre 8 pour plus de détails).

Les huiles essentielles pour soulager le rhume et la grippe

Voici les huiles essentielles administrées par inhalation ou massage dont nous connaissons les propriétés curatives contre le rhume et la grippe.

- *Eucalyptus* Cette huile peut être inhalée à titre de décongestionnant nasal. Elle a des propriétés bactéricides et antivirales. Elle sert à soulager la fièvre, la sinusite et les infections de la gorge. Déposez-en quelques gouttes dans un pulvérisateur afin de désinfecter une pièce dans laquelle s'est trouvée une personne ayant le rhume, la grippe ou une vilaine toux. Elle fait un excellent insecticide. Elles se marie bien à l'huile de lavande. L'*eucalyptus radiata* a meilleure arôme que l'*eucalyptus globulus* employé habituellement.
- *Encens* Il s'agit d'une huile que l'on chauffe afin de déloger le mucus et de guérir les membranes respiratoires; elle est particulièrement indiquée pour soulager le catarrhe et la toux.
- *Lavande* Cette huile est un antiseptique puissant et on l'emploie souvent pour contrer la grippe. Elle est particulièrement indiquée pour traiter les infections de l'oreille, du nez et de la gorge; on peut l'employer comme gargarisme et elle se marie très bien aux autres huiles.

L'emploi d'un brûleur ou d'un ioniseur

Le meilleur moyen de diffuser les vapeurs d'huiles essentielles, en particulier dans une chambre, consiste à employer un brûleur, un ioniseur ou à faire agiter un ventilateur.

- On peut faire un brûleur simplement en posant une soucoupe ou un petit vase au-dessus d'une bougie. On dépose de l'eau dans la soucoupe, à laquelle on ajoute quelques gouttes d'huile, la flamme chauffe le contenant et les vapeurs se répandent dans la pièce. On trouve également des brûleurs dans la plupart des boutiques.
- Un ioniseur est un appareil qui transforme les particules positives de l'air ambiant (dites ions) en particules négatives, ce qui a pour effet de purifier l'air. Certains modèles peuvent être installés dans l'automobile; ils sont dotés de tampons que l'on peut imprégner d'huiles essentielles.
- On trouve également sur le marché un ventilateur doté d'une cartouche rechargeable dans laquelle on verse l'huile essentielle de son choix.

- *Menthe poivrée* On recommande de l'employer le jour plutôt que la nuit, en raison de son action revigorante. Une seule goutte versée dans un vaporisateur électrique soulagera la congestion des sinus ou le catarrhe.
- *Théier* Le théier originaire de l'Australie a d'excellentes propriétés anti-infectieuses. Cette huile stimule le système immunitaire dans son combat contre l'infection bactérienne, virale et fongique. Certains types de peau y sont sensibles; aussi est-

il préférable de faire un essai avant de l'utiliser. On peut l'employer dans un vaporisateur électrique ou un pulvérisateur.

• *Les huiles Olbas* Il s'agit d'un mélange d'huiles que l'on trouve dans le commerce et qui est efficace contre la congestion nasale. On peut en inhaler les vapeurs ou en asperger un mouchoir afin de les respirer. Pendant la nuit, laissez le mouchoir ainsi imbibé à portée de votre nez. Les huiles réunies sous cette appellation sont celles de l'eucalyptus, de la menthe poivrée, des baies de genièvre, de Melaleuca Leucadendron, de menthol, de gaulthérie et de clous de girofle.

Les huiles essentielles suivantes font également des désinfectants naturels que vous pourrez employer afin de laver les surfaces, les ustensiles, le thermomètre, etc.:

• eucalyptus;
• citron;
• lavande;
• encens.

Mise en garde: Les huiles essentielles sont extraites d'herbes médicinales dont certaines, telles que le camphre, sont très puissantes; aussi, est-il préférable de ne pas y avoir recours sans consulter un professionnel. Quelques-unes de ces huiles sont contre-indiquées chez les nouveau-nés et les femmes enceintes.

CHAPITRE 5

Les traitements
et les méthodes conventionnels

Les réactions prévisibles de votre médecin

D'ordinaire, on ne consulte pas un médecin sous prétexte que l'on est enrhumé ou grippé, à moins que l'extrême gravité des symptômes ne nous y oblige ou que l'infection persiste plus de deux semaines. Cela est moins exact en ce qui concerne les enfants, car ils peuvent être plus affligés que les adultes, particulièrement s'il s'agit de la grippe, d'autant que ce qui semble n'être qu'un banal rhume au départ peut s'avérer une maladie plus grave telle que la rougeole.

Au premier symptôme du rhume ou de la grippe, voici ce qu'il convient de faire *avant* de téléphoner au médecin:

- se reposer afin que l'organisme soit en mesure de rassembler ses forces;
- prendre le lit si la température grimpe au-delà de la normale et rester alité jusqu'à ce qu'elle redescende et que les symptômes se soient atténués (de plus, vous ne propagerez pas l'infection);
- se tenir bien au chaud.

Les deux ou trois premiers jours sont les pires à passer, après quoi vous pourriez être courbaturé et avoir des douleurs pendant une semaine encore.

Il faut songer à communiquer avec un médecin si d'autres symptômes font leur apparition, tels qu'un mal de gorge, une douleur aux oreilles ou à la poitrine, ou encore une douleur musculaire qui persiste plus d'une semaine. Dans ce cas, il se peut qu'il s'agisse d'autre chose que d'un rhume ou d'une grippe et il est alors sage de téléphoner à son omnipraticien. *(Advenant que vous ayez contracté la grippe au cours d'une épidémie, votre médecin sera très occupé et n'aura peut-être pas le temps de visiter chacun de ses patients. Il doit accorder la préséance à ceux qui sont les plus vulnérables.)*

Le repos demeure le remède standard contre le rhume et la grippe. Tous deux finiront par s'en aller de façon naturelle avec un peu de temps. La plupart des médecins recommanderont toutefois des remèdes pharmaceutiques en fonction de l'état du malade.

Les médicaments servant au traitement conventionnel

On a recours à un large assortiment de médicaments afin de traiter le rhume et la grippe, de la simple aspirine aux puissants médicaments antiviraux tels que l'*amantadine* qui peuvent provoquer de graves effets indésirables et ne sont accessibles que sur ordonnance médicale.

Afin de soulager la toux

- Les *antitussifs* sont principalement dérivés des opiacés tels que la codéine. Ils se présentent sous forme de sirop, de pastilles ou de comprimés contre la toux. Certains contiennent un expectorant et un émollient, c.-à-d. qu'ils soulagent la toux sèche en délogeant le mucus solidifié afin qu'on puisse le rejeter en toussant. Toutefois, ces produits apaisent et réduisent la toux plutôt qu'ils ne guérissent l'infection. Ils sont contre-indiqués à qui souffre d'asthme ou de bronchite.

- La *codéine* est un opiacé (un *analgésique* narcotique) qui agit en supprimant les symptômes de la toux. Ses effets indésirables peuvent compter la constipation et l'étourdissement. Elle est contre-indiquée en présence d'autres troubles respiratoires.

- La *dextrométhorphane* est un opiacé de synthèse similaire à la codéine. Elle supprime la toux sans provoquer d'accoutumance et sans causer la constipation.

Afin de soulager le mal de tête et la douleur

- L'*aspirine* est un médicament tout usage (fabriqué à l'origine à partir d'écorce de saule et de reine des prés) employé afin de soulager la fièvre (voir ci-dessous), les courbatures et la douleur. Il s'agit également d'un anticoagulant (elle fluidifie le sang) qui peut provoquer l'irritation et des saignements à l'estomac; aussi, est-elle contre-indiquée à ceux qui sont atteints de troubles gastriques. Une recherche menée aux États-Unis pour le compte du *Center for Disease Control* à Atlanta a démontré la dangerosité de l'aspirine pour les jeunes de moins de 21 ans, chez qui elle augmente les risques de syndrome de Reye, une maladie rare mais potentiellement mortelle qui atteint le cerveau et le foie. En Grande-Bretagne, l'aspirine n'est pas recommandée aux enfants de moins de 12 ans à moins d'une prescription médicale (par exemple, lorsqu'un enfant souffre de la maladie de Still, une forme d'arthrite rhumatoïde). Le paracétamol fait une meilleure solution de rechange.

- Le paracétamol est un analgésique non narcotique employé afin d'atténuer la douleur et la fièvre (voir ci-dessous). Un dosage élevé ou prescrit de façon prolongé peut provoquer des lésions au foie. En général, les analgésiques dépriment le système nerveux central et quelques-uns provoquent une accoutumance.

Afin de soulager la fièvre

Les médicaments employés afin de faire descendre la température trop élevée sont des *antipyrétiques*, dont voici quelques exemples:

- l'*aspirine* (voir ci-dessus);
- le *paracétamol* (voir ci-dessus).

Afin de soulager le mal de gorge

- Les *pastilles contre le mal de gorge* procurent une sensation de soulagement en stimulant les glandes salivaires. Elles contiennent aussi des décongestionnants et une petite quantité d'anesthésique local qui engourdit quelque peu la paroi de la gorge. Il ne s'agit pas d'un remède et elles sont, à vrai dire, le moins utile et le moins efficace des traitements contre le mal de gorge.

Afin de soulager la congestion nasale

- Les *antihistaminiques* sont souvent employés afin de soulager l'écoulement et la congestion nasale chez les gens susceptibles aux allergies. Leur action consiste à bloquer l'*histamine*, une substance chimique naturelle présente dans l'organisme qui combat les allergies mais qui peut également provoquer la somnolence, la vision floue, les maux de tête, la perte de coordination musculaire et la prise de poids.

- Les *décongestionnants* présentés sous forme d'aérosol ou de gouttes réduisent la congestion nasale. Nous parlerions correctement en disant qu'il s'agit de *sympathomimétiques* dont la tâche consiste à déloger le mucus afin qu'il s'écoule, de sorte que les voies respiratoires soient dégagées. Il faut en faire usage pendant de courtes périodes, soit pas plus de quelques jours de suite, à défaut de quoi le passage nasal sera de nouveau obstrué. Il est préférable d'en faire usage le soir venu, étant donné qu'ils causent la somnolence et parfois la nausée. Le *phénylpropanolamine* présent dans les pilules pour maigrir et les remontants est un type de décongestionnant. La quantité maximale que l'on peut se procurer en vente libre au Royaume-Uni a été réduite de moitié et il se trouve des experts pour réclamer qu'on le retire complètement du marché. Il ne faut pas en consommer avec le fromage.

- Le *menthol*, sous forme d'huile ou de granules extraits de la menthe poivrée, est souvent employé avec l'*eucalyptus* pour faire des frictions ou des vapeurs à inhaler afin de soulager la congestion nasale, le catarrhe et la sinusite.

- Les *vasoconstricteurs* décongestionnent les voies nasales en rétrécissant les vaisseaux sanguins du nez, ce qui réduit d'autant l'épaisseur des membranes muqueuses. La *phényléphrine* est un vasoconstricteur offert en aérosol et en gouttes pour le nez. Un usage excessif peut en annuler l'effet auquel cas la congestion sera pire que précédemment. Parmi ses effets indésirables, on retrouve l'impatience et l'insomnie, le dessèchement de la bouche, la transpiration et le refroidissement des mains et des pieds.

À l'intention des personnes âgées

On trouve en vente libre une gamme de remèdes populaires contre le rhume. Les personnes âgées doivent consulter un pharmacien afin de connaître les doses indiquées pour elles. L'organisme d'une personne âgée assimile plus lentement les substances chimiques présentes dans les remèdes; il importe donc de ne pas en consommer plus qu'il n'est nécessaire. Votre pharmacien pourrait simplement vous recommander une dose de paracétamol afin de guérir une infection à l'oreille, au nez et à la gorge. Il sait qu'un rhume finit par s'en aller comme il est venu, quel que soit le remède dont on fait usage.

Remèdes contre les virus de la grippe

Les médicaments employés afin d'atténuer les effets des virus sont dits antiviraux. Leur action consiste à enrayer la production de virus. Seuls trois d'entre eux sont utiles contre les virus de la grippe, à savoir:

- L'*amantadine* Elle n'est efficace que pour combattre le virus de type A2 et on l'emploie lorsque le patient est exposé à un risque d'infection grave. On n'y a pas souvent recours en raison de ses effets secondaires graves, notamment le sentiment d'impatience, la perte de concentration, l'insomnie, l'étourdissement, la rétention des fluides, les éruptions cutanées et les troubles gastriques. Elle peut également gêner le système nerveux central et causer des perturbations de la vue.

- La *rimantadine* On l'emploie à la manière de l'amantadine, sauf qu'elle est efficace contre tous les virus de type A et on la prescrit en doses plus faibles à titre de mesure préventive, c.-à-d. en tant que *prophylactique*. Elle semble être plus efficace lorsqu'elle est inhalée plutôt que prise sous forme de comprimés; toutefois, elle compte plusieurs effets indésirables parmi lesquels la nausée et le vomissement, l'insomnie, les cauchemars, l'anxiété et l'incapacité de trouver la concentration.

- La *tribavirine* On la dit efficace contre les ennuis respiratoires et thoraciques associés au virus de la grippe de souches A et B, en particulier si on l'emploie de concert avec la rimantadine. Consommée sous forme de comprimés, la tribavirine peut provoquer le mal de tête, des crampes, la fatigue et l'anémie (une raréfaction des globules rouges dans le sang); ses effets indésirables sont toutefois plus graves si on l'inhale, pouvant aller, dans les pires cas, jusqu'à une dégradation pulmonaire, une chute de la pression sanguine et un arrêt cardiaque. Autrement dit, les poumons cessent de respirer et le coeur cesse de battre.

Des vaccins contre le rhume et la grippe

Les médecins recommandent la *vaccination* à titre de mesure préventive contre la grippe, particulièrement parmi les personnes âgées qu'ils considèrent à risque. De nos jours, on vaccine d'office contre la grippe les personnes âgées, atteintes d'une maladie chronique, d'un ennui cardiaque, pulmonaire ou rénal, de même que celles qui sont régulièrement grippées, qui vivent dans les hospices et les résidences pour personnes âgées (notamment les employés). L'OMS recommande la vaccination à quiconque oeuvre dans l'industrie des services connexes à la santé, susceptible de transmettre l'infection.

Il importe de savoir que les vaccins contre la grippe subissent sans cesse des changements. Chaque année, l'OMS recommande un type de vaccin à inoculer par suite d'un consensus établi entre les spécialistes du monde entier à partir du ou des virus qui sont en circulation. L'industrie pharmaceutique fabrique alors des stocks de ce même vaccin et les distribue aux médecins chargés de la vaccination.

Les ténors de l'industrie affirment que le taux de réussite des campagnes de vaccination oscille entre 60 et 90 pour cent, mais des sondages indépendants montrent des résultats moins impressionnants.

Les types de vaccin

On fabrique un vaccin contre la grippe à partir de micro-organismes inactifs de la souche choisie. L'organisme les tolère mieux que les vaccins contenant le virus intégral, qui ne sont plus en usage dans la majorité des pays. Les deux vaccins les plus souvent employés désormais sont:

- le *fluviron*;
- le *fluzone*.

Tous deux sont considérés comme étant efficaces contre les virus de type A (le plus répandu) et de type B, le virus de type C étant considéré comme mineur. Leur principal désavantage tient aux risques relatifs à leurs effets indésirables.

La réaction la plus signalée est une sensibilité au palper à l'endroit de l'inoculation pendant un jour ou deux et, à l'occasion, une fièvre, un malaise ou une incommodité généralisée qui survient quelques heures après l'injection et qui peut se poursuivre pendant un jour ou deux. Les conséquences sont parfois plus graves.

Ainsi, en 1976 le virus qui courait était d'un type étonnamment similaire au virus de la grippe porcine, de sorte qu'on en inocula massivement la population nord-américaine. Le vaccin fut subséquemment retiré après que l'on eût établi un lien entre lui et des maladies provoquant la paralysie telles que la maladie de Guillain-Barré; mais entre-temps, 45 millions d'individus avaient été vaccinés!

Plusieurs effets indésirables ont été signalés, notamment des perturbations du système nerveux central, des troubles de la vue et des réactions allergènes. Le vaccin contre la grippe est particulièrement contre-indiqué si l'on souffre des maladies touchant la gaine de myéline (qui protège les fibres nerveuses), par exemple les personnes atteintes de sclérose en plaques.

Voici ce qu'il importe de souligner à propos du vaccin contre la grippe:

- Nul vaccin et nul médicament n'est exempt de désavantages. Certains sont préparés en des cultures tissulaires contenant des antibiotiques (en Europe, cela doit être signalé sur le conditionnement du produit). D'autres, cultivés sur des embryons de poulet, ne conviennent pas aux végétariens, aux végétaliens et aux personnes allergiques aux protéines des oeufs. Les maux de tête et la fièvre en sont des effets secondaires courants.

• Certains experts estiment que la vaccination peut vraiment protéger les personnes vulnérables mais qu'elle a peu de conséquences sur les adultes en santé dont le système immunitaire fonctionne comme il se doit.

• Si vous optez en faveur de la vaccination, songez-y à temps. Il faut compter entre deux et trois semaines afin que le vaccin soit efficace.

De l'utilité des antibiotiques

Les antibiotiques sont dérivés d'un micro-organisme dont la tâche consiste à éliminer les bactéries infectieuses (ou «germes») ou à inhiber leur prolifération. Les deux antibiotiques les plus couramment employés sont:

• la pénicilline;
• la tétracycline.

Les antibiotiques à base de pénicilline attaquent la paroi cellulaire des bactéries tandis que ceux contenant de la tétracycline attaquent l'intérieur des cellules. Il faut les employer de façon sélective pour qu'ils soient efficaces, *mais ils n'ont aucun effet sur les virus*. Afin de compliquer davantage les choses, les bactéries et les virus deviennent de plus en plus résistants aux médicaments artificiels de toutes sortes. Les antibiotiques peuvent cependant s'avérer utiles pour traiter une complication grippale, par exemple une pneumonie bactérienne (voir Chapitre 2).

En résumé

La plupart des remèdes utiles au traitement du rhume et de la grippe se trouvent en vente libre dans les pharmacies et les supermarchés. De tels médicaments ne servent cependant qu'à procurer un soulagement temporaire des symptômes. Leur danger tient à l'illusion trompeuse de rétablissement hâtif qu'ils suscitent. Autrement dit, ils donnent le sentiment de mieux se porter avant que l'on soit réellement rétabli.

En vérité, il existe des traitements autres dont les effets sont beaucoup plus rapides, efficaces et, parfois, permanents. On en trouve plusieurs qui s'inscrivent dans la catégorie des remèdes dits doux et naturels, dans la lignée des potions de grands-mères. Nous nous y intéresserons dans le reste de cet ouvrage.

CHAPITRE 6

Les traitements naturels

Les méthodes douces contre le rhume et la grippe

À vrai dire, il existe peu de nouveauté par rapport aux soi-disant thérapies naturelles car peu d'entre elles sont récentes. La majorité des traitements regroupés sous ce vocable, du massage aux herbes médicinales, sont probablement aussi anciens que l'art de la guérison lui-même. La médecine chinoise et l'ayurveda (la médecine traditionnelle indienne) remontent à plusieurs millénaires. Aussi, les thérapeutes contemporains se perçoivent-ils souvent comme les détenteurs d'une tradition qui remonte à l'aube des temps, au même titre que les shamans et les sorciers des tribus africaines et amérindiennes.

L'avènement depuis quelque 150 ans de la médecine moderne, articulée autour de l'axe scientifique, a fait en sorte de reléguer à l'arrière-plan, voire aux oubliettes, plusieurs de ces anciennes pratiques. Toutefois, la vapeur a été renversée ces dernières années. Aujourd'hui, les thérapies naturelles sont aussi populaires et répandues qu'elles l'étaient auparavant. Elles doivent cet engouement aux désillusions et aux sentiments de méfiance que suscite la médecine conventionnelle; plutôt que recourir à des produits pharmaceutiques puissants et des interventions chirurgicales de pointe, on favorise davantage les procédés plus naturels et moins nuisibles.

Le retour de la médecine traditionnelle (la conventionnelle étant *nouvelle*, et non l'inverse) a apporté plusieurs idées neuves qui se sont insérées dans l'éventail déjà large des thérapies; de l'homéopathie aux plus récentes pratiques comme la réfléxologie et la radionique, la liste s'allonge presque chaque jour. La variété des thérapies proposées peut en déconcerter plus d'un et rendre le choix difficile, surtout, notamment si l'on n'a pas grandi dans un milieu favorable aux traitements naturels.

Nous consacrerons le reste de cet ouvrage à guider votre décision et vos démarches en ce sens.

Pourquoi consulter un thérapeute adepte de la médecine naturelle?

Un thérapeute adepte de la médecine naturelle cernera votre problème de santé et connaîtra toute la gamme de traitements sans danger, qui ne font appel ni aux médicaments, ni à la chirurgie, pouvant convenir à votre situation. De plus, il doit être disposé à vous expliquer chacune des avenues possibles et à vous accorder le temps de vous y adapter.

Il peut s'agir d'un docteur en médecine, comme il peut être un praticien non diplômé d'une école de médecine officielle qui préconise les médecines douces, alternatives ou complémentaires (les appellations peuvent varier selon chacun, mais nous parlons d'une même chose, à savoir ce que la médecine officielle décrit comme des moyens non conventionnels de traiter).

On se tourne souvent vers ce genre de thérapeute en dernier recours. On a tenté de se soigner par les méthodes conventionnelles, sans résultat, ou le mal a empiré.

Quelle que soit la raison pour laquelle on se dirige chez un praticien de la santé naturelle, le niveau de satisfaction est en général assez élevé. Ainsi, en Grande-Bretagne, où la loi n'exige pas d'un thérapeute qu'il soit diplômé afin de pratiquer une thérapie non médicale, des sondages réalisés au cours des dernières années révèlent un taux de satisfaction oscillant entre 60 et 80 pour cent.

Alors qui sont ces thérapeutes et pourquoi sont-ils si populaires? Qu'est-ce qu'une thérapie naturelle et, surtout, comment faire pour dénicher le thérapeute qui nous convient?

Qu'est-ce qu'une thérapie naturelle?

On ne s'entend toujours pas quant à l'idée maîtresse ou au fil conducteur qui sous-tendrait les diverses thérapies naturelles. Dans un rapport paru en juin 1993, la *British Medical Association* affirmait qu'il n'en existe aucun, que les thérapies naturelles sont un fourre-tout de diverses techniques et de méthodes qui n'ont rien en commun. Mais l'auguste association était étonnamment mal renseignée. Toutes les démarches dites naturelles sont articulées autour des principes suivants:

- Le corps humain est naturellement en mesure de se guérir et de se réguler (l'appellation médicale décrivant ce principe est: *homéostasie*).
- L'être humain n'est pas seulement une machine physique, mais résulte de l'association subtile et complexe du corps, de l'esprit et des émotions (ou son esprit ou son âme, selon que l'on préfère).

L'un ou l'autre de ces éléments, ou leur ensemble, peut influer sur la santé. Autrement dit, un être humain ne résulte pas de l'assemblage de ses différentes parties mais il constitue un tout intégré. (Le terme «holistique» fut inventé afin de tenir compte de la globalité de l'être composé du corps, de l'esprit et de l'âme.)

- Les conditions sociales et environnementales importent autant que les dimensions physique et émotionnelle d'un individu, et peuvent avoir autant d'incidence qu'elles sur sa santé.
- Il importe plus de traiter la source du problème que ses symptômes évidents. Tenir compte seulement des symptômes peut masquer le véritable problème, voire l'aggraver, auquel cas il refera son apparition sous une forme plus grave encore.
- Chaque être humain est une créature originale que l'on ne peut traiter exactement comme les autres.
- La guérison se fait mieux et plus rapidement si l'individu assume la responsabilité de sa santé et participe activement au processus de rétablissement (quoiqu'un bon thérapeute saura discerner à quel moment un patient doit se délester de cette responsabilité pour s'en remettre aux bons soins d'un tiers).
- La santé est un équilibre existant entre les différentes sphères émotionnelle, mentale, spirituelle et physique. (La notion d'équilibre est la pierre angulaire de la santé en ce qui concerne les démarches naturelles.) La mauvaise santé résulte de la rupture de cet équilibre. Les Chinois expriment ce principe en fonction du *yin* et du *yang*.
- Il existe dans l'univers une force qui guérit, que les Chinois appellent *qi* ou *chi*, les Japonais *ki*, les

Indiens *prana* et les Occidentaux *vis medicatrix naturae* ou force vitale. Chacun peut s'y abreuver ou l'employer et le rôle du thérapeute consiste à l'activer chez son patient ou à aider celui-ci à l'activer.

La controverse suscitée par tant de médecins occidentaux vient de la croyance des adeptes des thérapies naturelles en ces idées orientales, notamment celles des deux principes précédents. La principale raison de leur rejet se résume souvent à cela. (Cela se comprend, étant donné le temps qu'ils ont consacré à l'apprentissage d'un système très différent, mais les principes existent en dépit de leur assentiment. De plus, rejeter en bloc toutes les thérapies sous prétexte que l'on refuse d'admettre un simple concept, en l'occurrence celui de la force vitale, équivaut à jeter le bébé avec l'eau du bain. Ne vous laissez pas impressionner par certains médecins qui montent sur leurs grands chevaux. *Ils* peuvent avoir tort.)

L'essence de toutes les thérapies naturelles est donc la même et renvoie aux anciens principes de médecine respectés, pratiqués et enseignés par les guérisseurs de l'Égypte et de la Grèce antiques, c.-à-d. que le meilleur remède est le plus doux, qu'il faut éviter tout procédé traumatisant ou dangereux, qu'il faut soigner un patient dans sa globalité et que ce dernier doit prendre une part active à son rétablissement et au maintien de sa santé.

Caractéristiques des thérapies naturelles

Les thérapies naturelles s'inscrivent en bloc dans deux catégories, à savoir les thérapies physiques et les thérapies émotionnelles. Certains estiment qu'il en est une troisième, soit les thérapies énergétiques.

- Les *thérapies physiques* s'occupent de traiter l'état physique du patient dans sa globalité et visent à améliorer son sentiment de bien-être. Il s'agit notamment de la chiropractie, des traitements aux herbes médicinales, de l'ostéopathie, de la nutrition et du massage.
- Les *thérapies émotionnelles et mentales* cherchent à traiter l'état émotionnel du patient en l'aidant à contrer un stress néfaste; elles comprennent entre autres la méditation, la relaxation et la biorétroaction.
- Les *thérapies énergétiques* sont souvent fondées sur les notions orientales concernant la santé et la maladie, notamment sur le principe selon lequel la maladie résulte d'un déséquilibre ou d'une interruption au niveau de l'énergie naturelle ou «force vitale» sur un plan subtil. Elles comptent entre autres l'acupuncture, l'homéopathie, la réflexologie et le shiatsu.

La définition de telles catégories n'est jamais tout à fait satisfaisante, d'autant que plusieurs thérapies participent à plus d'une. On dit alors qu'elle ont des effets à de multiples niveaux, profitant au corps et à l'esprit, ou pour certains à l'âme de l'individu. Le yoga illustre bien ce principe des différents niveaux d'intervention, de même que le massage et la méditation.

Les thérapies naturelles utiles au soulagement du rhume et de la grippe

On trouve une grande variété de traitements et de techniques afin de soulager le rhume et la grippe. Étant donné qu'il s'agit essentiellement d'une dépression de l'immunité, les traitements consistent à améliorer le fonctionnement du système immunitaire de sorte qu'il soit en mesure de combattre l'infection responsable de la maladie.

La recherche et l'expérience montrent que les thérapies les plus efficaces en ce sens sont les suivantes:

- l'acupuncture et l'acupressure
- l'aromathérapie
- la biorétroaction
- les herbes médicinales
- l'homéopathie et les remèdes floraux
- les manipulations (chiropractie, massage et ostéopathie)
- la méditation
- la naturopathie
- la thérapie nutritionnelle et diététique
- la réflexologie
- la relaxation et la visualisation
- la technique Alexander
- le yoga

À quoi s'attendre d'un thérapeute naturel?

La majorité des praticiens vous traiteront en fonction de votre état au moment de votre visite. Donc, bien qu'il soit peu probable que vous consultiez un thérapeute pour un simple rhume ou une grippe, si vous vous présentez à un cabinet alors que vous avez un rhume ou êtes au début d'une grippe, il vous traitera d'abord pour cela avant de s'occuper de vos douleurs lombaires ou de toute autre maladie qui vous emmenait chez lui.

Le principe en est qu'il existe une raison expliquant l'infection et qu'il faut s'y attarder en premier lieu. Sans compter qu'elle peut être associée au problème initial.

Quand consulter un praticien à propos d'un rhume ou d'une grippe?

En règle générale, le rhume et la grippe sont des maladies qui peuvent être guéries sans rien de particulier et assurément sans l'intervention d'un thérapeute. Avec le temps et le repos, elles disparaîtront comme elles sont venues. Votre système immunitaire y veillera.

Mais, en plus du fait qu'il existe plusieurs remèdes naturels efficaces et sûrs grâce auxquels vous vous rétablirez beaucoup plus vite et sans douleur — ce qui n'est pas rien s'il s'agit d'une grippe —, parfois un rhume ou une grippe ne disparaît tout simplement pas seul. La maladie traîne en longueur, s'aggrave et cause de vives inquiétudes. Chez certains, elle revient d'une année à l'autre, tant et si bien qu'on la considère comme un visiteur inévitable en hiver.

C'est alors qu'un bon thérapeute, à l'instar d'un bon médecin, peut vous venir en aide.

Cette approche est plutôt généralisée, que vous consultiez un ostéopathe pour votre dos, un réflexologue pour un ennui hormonal, un aromathérapeute afin de vous relaxer ou un acupuncteur pour votre faiblesse énergétique. Chacun ajustera son traitement à votre état lors de cette visite, de manière à encourager votre organisme à se guérir lui-même de la manière qui vous sera la plus favorable.

Traiter un rhume ou une grippe chez un enfant

Lorsque les enfants entreprennent l'hiver en reniflant, ils finissent par avoir un rhume, puis l'infection se propage à la gorge et aux oreilles, et cela se termine généralement par une visite chez le médecin et la prescription d'antibiotiques. La consommation fréquente de tels remèdes peut entraîner des maux d'estomac, des éruptions cutanées et souvent, la continuation, voire l'aggravation du problème initial.

Il se trouve encore des omnipraticiens qui persistent à prescrire des antibiotiques pour un simple rhume, mais le fait demeure que les antibiotiques ne guérissent pas les infections virales et peuvent affaiblir le système immunitaire en détruisant les bactéries utiles au niveau de l'intestin.

Il est préférable de consulter un naturopathe ou un homéopathe spécialisé dans la médecine pour enfants. Il notera tout des antécédents médicaux du jeune malade et lui prescrira des remède sûrs et efficaces dénués d'effets secondaires indésirables.

Il appert parfois qu'à la suite d'un traitement naturel le patient ait le rhume alors qu'il ne l'avait pas lorsqu'il s'est présenté chez le thérapeute. En général, on y voit un signe favorable, un indice que l'organisme commence à se rétablir lui-même en éliminant le mucus comme un déchet organique. Il s'agit d'une purification organique.

Toutes les thérapies susmentionnées se sont avérées efficaces afin d'aider l'organisme à se débarrasser d'un rhume ou d'une grippe, de sorte qu'un patient qui se présente chez un thérapeute alors que l'infection en est aux premiers stades s'étonnera de constater à quel point il se sent mieux après la première consultation, même s'il ne s'agissait pas de la raison qui l'y amenait.

Le fait de consulter un thérapeute signifie que l'individu accepte l'entière responsabilité de son état de santé et souhaite participer activement au traitement. Une telle participation s'est avérée un important facteur de rétablissement et un bon praticien recommandera toujours une telle chose, même si cela n'équivaut qu'à vous recommander un simple changement d'habitude. Le fait de savoir que l'on peut contribuer à sa santé s'avère une révélation pour plusieurs qui sont aux prises depuis longtemps avec des ennuis persistants tels que des rhumes et des grippes à chaque hiver.

Afin de savoir comment choisir le thérapeute qui convient, lisez le Chapitre 10.

CHAPITRE 7

Le traitement physique

Des thérapies physiques
afin de soulager le rhume et la grippe

Bien que peu de gens consultent un thérapeute afin d'être soulagés d'une affection aussi mineure qu'un rhume ou même qu'une grippe, ils sont de plus en plus nombreux à chercher la raison de leurs infections continuelles.

Depuis l'avènement du sida, tous sont conscients de l'importance du système immunitaire au chapitre de la prévention et de l'élimination des infections de toutes sortes. Il fournit désormais une bonne base de discussion entre un patient et son médecin.

Le renforcement du système immunitaire devrait être considéré dans une perspective globale, c.-à-d. comme l'association entre les plans physique, mental et émotif de l'être, interdépendants les uns des autres. C'est à cet égard que l'intervention d'un adepte des thérapies naturelles peut s'avérer significative. Pareillement à un médecin, un thérapeute consciencieux cherchera à favoriser la santé optimale de votre corps, de votre esprit et de votre âme.

Le présent chapitre porte sur les thérapies axées sur l'aspect physique de votre être, bien qu'elles seront également profitables sur le plan émotionnel. Les thérapies physiques les plus efficaces contre le rhume et la grippe sont l'aromathérapie, l'herbologie, la naturopathie, les thérapies nutritionnelles et diététiques et, indirectement, les manipulations telles que la chiropractie, l'ostéopathie et le massage.

Le but recherché par ces thérapies consiste à aider l'organisme à se guérir par lui-même. Elles sont souvent des outils dont vous pourrez vous servir à votre guise, bien que parfois l'intervention d'un professionnel soit souhaitable ou recommandée. En ce qui concerne l'emploi des herbes médicinales, la thérapie nutritionnelle, la chiropractie et l'ostéopathie, il est essentiel de consulter un professionnel dûment qualifié.

L'aromathérapie

L'aromathérapie fait appel à des huiles essentielles de plantes auxquelles on accorde des vertus médicinales. La plupart de ces plantes sont bien connues et leurs propriétés curatives ne sont pas remises en cause. La recherche a démontré que les huiles essentielles peuvent contribuer au soulagement du rhume et de la grippe, en agissant notamment sur le système respiratoire.

Mise au point au début du siècle par un médecin français, l'aromathérapie est en quelque sorte la version moderne d'une pratique qui fut jadis très répandue et qui se trouve encore en usage dans plusieurs sociétés primitives.

À proprement parler, le terme signifie «thérapie par les arômes» qui comprend des traitements sous forme d'inhalation, de vaporisation et de consommation, en plus des massages. De nos jours, l'aromathérapie désigne surtout l'administration de massages faisant appel aux huiles essentielles.

Tous les types de massage ont des vertus thérapeutiques et relaxantes, mais ceux qui sont administrés avec des huiles essentielles sont, de l'avis de plusieurs, doublement plus efficaces. Avant de servir au massage, l'huile essentielle est habituellement diluée dans une huile vectrice, en général de l'huile d'amande ou une huile végétale de qualité. L'aromathérapeute apprend à doser correctement les bonnes huiles en fonction d'une affection particulière. Il aura reçu sa formation d'un praticien d'expérience qui lui aura appris à quel moment employer une huile et à quel moment s'en abstenir.

La recherche a démontré que les huiles essentielles pénètrent la peau, investissent le courant sanguin et enfin le système lymphatique en l'espace de quatre heures. Des études russes ont montré l'efficacité des huiles d'eucalyptus contre certains virus de la grippe (A et A2) et une recherche canadienne a démontré que l'huile de citron inhalée en infime quantité stimule l'écoulement du mucus.

Les huiles essentielles employées lors d'une inhalation, d'un massage du dos ou dans une compresse chaude, s'avèrent efficaces contre le rhume et la grippe.

Le naturopathe et aromathérapeute français Nelly Grosjean suggère un moyen très simple de faire usage des huiles essentielles recommandées contre le rhume et la grippe (voir lesquelles ci-dessous), à savoir en déposer quelques gouttes sur le revers de la main afin de les inhaler. Toutefois, certaines huiles sont dangereuses, en particulier pour les jeunes enfants et les femmes enceintes. Il importe donc de consulter un professionnel compétent avant d'en faire usage.

Huiles essentielles contre le rhume et la grippe

- Pour un soulagement général: trois gouttes d'huile d'eucalyptus trois fois par jour;
- Pour soulager la toux et comme antiseptique: trois gouttes d'huile de pin trois fois par jour;
- Pour soulager la sinusite: trois gouttes d'huile de camomille trois fois par jour.

L'inhalation

L'inhalation est l'une des meilleures façons d'absorber les huiles essentielles. La chaleur de la vapeur véhicule les fines particules à l'intérieur du système respiratoire et dans le courant sanguin. Versez entre trois et dix gouttes dans de l'eau bouillante et inspirez-en des bouffées pendant dix à 30 minutes (ou aussi longtemps que vous le pouvez) trois fois par jour. Employez de l'huile d'eucalyptus, d'hysope, de lavande, de romarin et de thym, soit individuellement, soit ensemble (à raison d'une ou deux gouttes de chacune).

Les herbes médicinales

L'emploi d'herbes et de plantes pour soigner les malades est l'une des plus anciennes formes de médecine et fut presque toujours la seule forme de médecine efficace en Occident jusqu'à récemment.

Dans plusieurs pays en voie de développement, l'herbologie est toujours la principale forme de médecine (endossée officiellement par l'OMS); mais en Occident, l'écart entre l'herbologie et la médecine moderne s'est creusé proportionnellement aux percées de l'industrie pharmaceutique. Cette dernière s'est implantée sur les bases de l'ancienne herboristerie et environ la moitié des médicaments sont fabriqués à partir de végétaux.

Cependant, la plupart des médicaments d'aujourd'hui sont des substances de synthèse réalisées à partir des composants chimiques actifs de plantes spécifiques, qui ont été isolés puis extraits (les sociétés pharmaceutiques doivent procéder ainsi afin de faire breveter un produit pour pouvoir l'exploiter commercialement). Ils sont généralement très puissants en raison de leur forte concentration et de leur singularité.

Les herboristes d'aujourd'hui n'apprécient pas ces médicaments parce que le procédé concentre trop les substances chimiques et supprime l'effet équilibrant des autres composés chimiques de l'herbe ou de la plante. Ils affirment également que l'organisme réagit contre les substances synthétiques précisément parce qu'elles ne sont pas naturelles.

Un vent de renouveau balaie actuellement l'herbologie en Occident, en raison notamment du désenchantement de la population à l'endroit des médicaments de synthèse et de la venue depuis l'Orient de nombreux médecins adeptes de la riche tradition médicale chinoise. Ils ont introduit en Occident une vaste gamme de produits qui nous étaient inconnus et qui sont apparemment efficaces contre un tas d'affections telles que l'eczéma et l'asthme.

Jusqu'à récemment, les herboristes européens et américains suivaient la tradition européenne mais par suite de l'arrivée massive de leurs confrères chinois, ils s'intéressent aujourd'hui de plus en plus à la médecine chinoise. Plusieurs d'entre eux font

De simples remèdes aux herbes contre le rhume et la grippe

Afin de soulager les symptômes du rhume

- Mélangez en égales quantités des *fleurs de sureau*, de la *menthe poivrée* et de l'*achillée*; laissez-les infuser dans de l'eau bouillante et buvez de cette infusion à trois ou quatre reprises au cours de la journée.
- Une infusion d'une cuillerée à thé d'*aneth* ou de *fenouil bâtard* dans de l'eau bouillante.

(On peut se procurer les herbes médicinales séchées ou en sachets dans la plupart des boutiques d'aliments naturels.)

Afin de soulager l'otalgie

- Versez dans l'oreille quelques gouttes d'huile essentielle d'ail et/ou de molène.

Afin de soulager le mal de gorge ou l'amygdalite

- Gargarisez-vous avec une infusion faite d'une cuillerée à thé de poudre de *rhizome de gingembre* (qui provoquera également une suée).
- Pulvérisez de la teinture d'*hydraste* sur les amygdales à l'aide d'un vaporisateur buccal.
- Buvez une solution de poudre de réglisse dissoute dans de l'eau tiède (cela soulagera aussi la toux).
- Gargarisez-vous avec une infusion faite à partir de quelques gouttes d'extrait de pépins de pamplemousse ou 30 g de *sauge rouge* fraîche et avalez l'infusion. (À défaut de trouver de la sauge rouge, la verte fera l'affaire.)

leurs propres préparations spécialement pour soulager le rhume et la grippe.

Mise en garde: Les herbes médicinales ont de puissantes propriétés et quelques-unes sont dangereuses si on ne sait pas en faire usage. Pour tout connaître des herbes, de leur dosage et des maladies qu'elles peuvent traiter sans effet indésirable, consultez un herboriste dûment qualifié.

La naturopathie

«Naturopathie» est un mot employé afin de désigner différentes thérapies appartenant toutes aux médecines douces. Ce nom signifie en fait traitement naturel et ses praticiens ont en général reçu leur formation dans des écoles de médecine spécialisées en des domaines aussi variés que l'acupuncture, l'herbologie, l'homéopathie, l'ostéopathie, l'hydrothérapie, les massages, la nutrition et les diètes.

La naturopathie moderne s'est développée à partir d'une notion idéaliste, à savoir que l'organisme est en mesure de se rétablir de toute affection pour peu qu'on lui fournisse de l'air et de l'eau purs, que l'on assure son hygiène, que l'on pratique des activités physiques et que l'on s'alimente sainement. Cette philosophie dite hygiéniste est encore pratiquée par ceux qui estiment que l'administration de suppléments vitaminiques est une injure à l'organisme.

Exception faite de la Grande-Bretagne, où son acceptation est plutôt lente, la naturopathie est en passe de devenir la formation standard chez tous ceux qui souhaitent pratiquer la médecine naturelle.

Les naturopathes sont d'avis que l'infection survient rarement lorsque l'on s'occupe de son corps de la façon dont la nature l'exige. Mais ils pensent aussi que la maladie est un phénomène naturel et que les méthodes curatives devraient l'être également; par exemple, ils considèrent le rhume comme étant l'évacuation par l'organisme des toxines qui y sont emmagasinées et, plutôt que de s'en émouvoir outre mesure, ils y voient le signe salutaire d'un organisme en mesure de faire le nettoyage.

Donc, plutôt que de les supprimer, il faudrait encourager les symptômes de maladie à se manifester et aider l'organisme à combattre et à rétablir son équilibre. Les traitements naturopathiques efficaces contre le rhume et la grippe sont la diète, l'hydrothérapie, les massages et les thérapies nutritionnelles.

La diète

Un traitement axé sur une diète exige que l'on sache autant quoi manger que quand s'en abstenir. La majorité des naturopathes recommandent de consommer de façon régulière telle quantité de tel aliment complet (autant qu'il vous en faut mais pas davantage) avec une honnête proportion de fruits et de légumes crus, de manière à nettoyer l'organisme et à lui refaire une santé. Parfois, ils recommandent également de ne pas manger (voir le jeûne au Chapitre 4).

Un naturopathe qualifié vous conseillera quand manger et vous expliquera les associations alimentaires les plus avantageuses afin de nettoyer votre organisme de ses impuretés et de lui procurer, par le fait même, une alimentation optimale.

L'hydrothérapie

Cette thérapie vieille comme le monde se fonde sur les propriétés curatives de l'eau, employée de maintes façons, qu'il s'agisse d'en boire, d'en inhaler (voir Chapitre 4) ou d'y plonger. Cette technique appliquée au côlon suscite beaucoup la controverse.

L'irrigation du côlon

L'*irrigation du côlon* consiste à laver le gros intestin pour y déloger les toxines et les déchets accumulés au fil des ans. Les gens dont l'alimentation est pauvre en fibres et riche en sucre, en matières grasses et en aliments carencés se retrouvent avec un côlon paresseux. Le côlon ou gros intestin est le boyau par lequel passent tous les déchets organiques solides avant d'être excrétés.

La digestion des aliments devrait se faire en l'espace de 20 à 24 heures mais, chez ceux dont le côlon est encrassé, elle peut se prolonger pendant 40 heures. Pendant ce temps, les toxines s'y accumulent et empoisonnent lentement l'organisme en infiltrant le courant sanguin.

Voilà en quoi consiste la constipation. Quiconque n'évacue pas chaque jour ses déchets organiques est constipé et encourt le risque d'être empoisonné par ses propres toxines.

L'irrigation du côlon est une opération délicate, voire risquée, qui doit être accomplie par un professionnel dûment formé. Contrairement au lavement, qui ne nettoie que la dernière partie du côlon, l'irrigation en permet le nettoyage complet.

(Tout un chacun peut s'administrer un *lavement*; cela est même recommandé avant de songer à une irrigation du côlon. Un lavement peut être accompli avec de l'eau ordinaire bien que parfois l'ingestion de tisanes est prescrit afin de favoriser la fonction détoxifiante du foie. Des lavements au café sont également proposés, mais ils jouissent moins de la faveur des naturopathes.)

Une irrigation du côlon est une chose sérieuse et le thérapeute doit appartenir à une association professionnelle dûment reconnue qui exige la qualification de ses adhérents, de même que l'utilisation de l'appareil conçu expressément pour la chose. L'hygiène est ici essentielle. Il faut s'assurer que l'appareil utilisé est stérilisé, que l'eau employée est à la température indiquée et que sa pression est contrôlée. Un thérapeute consciencieux surveillera sans cesse l'état de son patient.

Le sujet peut avoir la nausée pendant le traitement et éprouver une grande lassitude après coup, bien que d'autres ressentent une sensation de légèreté et de mieux-être suite au traitement. On prétend que l'irrigation du côlon est bénéfique aux malades chroniques et à ceux dont l'état est grave. Elle est communément pratiquée par des infirmières et par d'autres praticiens qui ne sont pas naturopathes.

Ceux à qui ne plaît pas l'idée de subir un lavement ou l'irrigation du côlon peuvent faire un *régime alimentaire* particulier, à base de fibres naturelles telles que les feuilles et les cosses de psyllium, conçu expressément afin de détoxifier l'organisme pendant quelques semaines. On trouve également plusieurs trousses et régimes en ce sens dans les boutiques d'aliments naturels.

Le massage

Le massage est une autre forme de traitement ancien très efficace et longtemps ignoré en Occident, du moins jusqu'à récemment. Que l'on y ait recours dans le but de détendre des muscles et des articulations endoloris ou de concert avec une autre thérapie, on lui reconnaît de plus en plus d'avantages dans le traitement d'un large éventail de maladies, à tel point qu'il est désormais pratiqué dans les hôpitaux et les résidences pour personnes âgées.

Les variantes sont nombreuses; le massage suédois fait appel à la force tandis que d'autres font appel à de simples effleurements, tant et si bien que l'on croirait qu'il s'agit de touchers thérapeutiques. Les bienfaits du massage résident dans la stimulation du courant sanguin à l'intérieur de toutes les régions, la détente des nerfs et, sur le plan émotionnel, la douce sensation d'être bichonné.

Le massage se trouve quelque part entre la guérison spirituelle et certaines disciplines plus élaborées telles que l'ostéopathie et la chiropractie (voir ci-dessous); à moins de souhaiter en recevoir un qui soit vigoureux, vous n'avez pas besoin d'un masseur expérimenté pour profiter des bienfaits du massage. Il a des valeurs thérapeutiques indépendamment du fait que la personne qui l'administre ait été formée en ce sens ou pas, et il n'existe pratiquement pas de danger même si les massages sont nombreux et vigoureux.

La technique la plus utile afin de remédier au rhume et à la grippe consiste probablement en un massage administré à l'aide d'huiles essentielles (voir «Aromathérapie» ci-devant). Le *massage drainage lymphatique* est également indiqué.

Les traitements du système lymphatique

Le système lymphatique est un composant essentiel de notre mécanisme de défense contre la maladie. Il consiste en petits ganglions (dits *lymphatiques*) situés en des points stratégiques du corps reliés par un réseau de fins canaux dotés de valves de non retour. Un liquide appelé *lymphe* circule à l'intérieur de ces canaux et fournit les globules chargés de combattre l'infection dans le sang (ou *lymphocytes*).

Il faut que le système lymphatique pompe la lymphe dans l'ensemble du circuit assez rapidement afin d'y déloger les toxines qui s'y accumulent. Mais, à l'instar du système circulatoire d'un grand nombre de gens, le système lymphatique est souvent paresseux. Les traitements suivants sont conseillés afin de le stimuler.

L'exercice

L'exercice agit à la manière d'une pompe sur le système lymphatique: il stimule la circulation du liquide qui sera ensuite éliminé par le biais du courant sanguin. Les types d'exercice favorables en ce sens sont la marche rapide, la course et la natation; en fait, tout exercice qui fait se mouvoir les muscles.

Un trampoline fournit l'exercice idéal afin de stimuler le système lymphatique. L'accélération et la décélération des rebonds font appel à la force gravitationnelle qui touche chacun des organes et des cellules de l'organisme. Pendant une fraction de seconde, au faîte du bond, le corps est libéré de son poids, ce qui favorise le drainage lymphatique qui, à son tour, précipite l'élimination des toxines et des déchets organiques. (Ces derniers sont expulsés du système lymphatique pour passer dans le courant sanguin par la veine jugulaire, située sur le cou.)

Un brossage cutané à sec

Voici un autre moyen simple de stimuler le système lymphatique. À l'aide d'une brosse au long manche, faite de piquants de cactus, frottez la surface de la peau en effectuant de grands mouvements qui mènent tous vers le centre du corps. Cela favorisera la circulation de la lymphe.

Le massage

Le massage drainage lymphatique aide à stimuler la lymphe lorsqu'elle stagne, de sorte qu'elle puisse être évacuée de l'organisme. Le traitement débute par un massage des ganglions du cou effectué de manière à ce que le liquide en sorte et que l'enflure se résorbe. Ce simple massage profite grandement à ceux qui souffrent de catarrhe, d'un rhume ou d'une grippe.

La diète

L'enflure des ganglions indique que l'organisme ne fonctionne pas comme il se doit. Dans ce cas, il faut boire davantage, en particulier des infusions de fenouil, manger également du fenouil (cru ou cuit légèrement à la vapeur) ou ajouter des graines de fenouil germées à un bol de crudités. (N'oubliez pas que les aliments transformés ralentissent le système lymphatique.)

Il s'agit d'une spécialité servant à éliminer les toxines qui engorgent un système lymphatique congestionné. L'organisme est plus réceptif lorsque la peau ou le système lymphatique n'est pas congestionné (la congestion est un signe de toxicité auquel on peut remédier en faisant un régime, de l'exercice et en recevant des massages).

La thérapie nutritionnelle

Bien qu'elle soit une branche de la naturopathie, la nutrition est en passe de devenir une thérapie de plein droit. Plusieurs organismes donnent des cours de formation en ce sens un peu partout en Occident.

Il est très important de bien s'alimenter afin de combattre le rhume ou la grippe, ainsi que toute autre infection. Le système immunitaire repoussera tout envahisseur qui attaque l'organisme en autant qu'il soit en mesure de bien fonctionner. Les nutritionnistes estiment que l'on peut seconder le système immunitaire dans cette tâche en choisissant les nutriments appropriés. Aussi, une consultation chez un nutrionniste est susceptible d'entraîner des changements au menu, de même que l'ajout de suppléments alimentaires ou d'herbes médicinales afin de renforcer le système immunitaire.

Aliments et suppléments alimentaires pour combattre le rhume et la grippe

Un nutritionniste vous recommandera probablement les aliments et les suppléments suivants afin de renforcer votre système immunitaire et de combattre le rhume et la grippe.

Un superaliment contre le rhume et la grippe?

La chlorelle est une *algue* d'eau douce dont les nutritionnistes disent qu'elle contient tous les nutriments nécessaires à l'organisme, soit les acides aminés (les constituants des protéines), les vitamines, les minéraux, les enzymes, les acides nucléiques qui remplacent et réparent les cellules. Ils estiment que la chlorelle contient la plus forte concentration de toutes les matières nutritives, sans compter qu'elle est l'une des rares sources végétales de vitamine B12.

Les nutritionnistes conseillent d'en boire pendant un jeûne car elle contribue à la détoxification des tissus organiques; elle est un élément de défense naturel qui renforce le système immunitaire en stimulant la production de globules blancs qui combattent les infections. Par suite d'un essai de trois mois auprès de marins japonais qui prirent la mer, on s'aperçut que 2 g de chlorelle par jour suffisaient à réduire de 30 pour cent l'incidence du rhume et de la grippe.

Aliments

- *Fruits* Cerises acerola, pommes, bananes, cassis, agrumes (oranges, citrons, limettes, pamplemousses), raisins, goyaves, kiwis, mangues, papayes, poires.
- *Légumes (et herbes)* Luzerne germée, avocats, betteraves, brocoli, carottes, chou frisé, persil, poivrons, pommes de terre, ail cru, algues, champignons *shiitake*, cresson de fontaine. (Il faut rincer abondamment les fruits et les légumes avant de les consommer.)

- *Divers* Huile d'olive de première pression à froid, huile de foie de morue, graines de citrouille, de sésame et de tournesol, soja.
- *Breuvages* Thé vert du Japon, thé *pau d'arco*, miso (un breuvage fait de pâte de soja fermenté, que les Japonais emploient comme remède contre à peu près tout) et, bien entendu, de l'eau.

Les suppléments alimentaires

- La *vitamine A* (préférablement sous sa forme végétale, soit la *bêta-carotène*) La bêta-carotène est transformée en vitamine A par le foie à mesure que l'organisme en réclame. Un comprimé ou une capsule de 15 mg (ou 25 000 unités internationales) à raison de quatre fois par jour pendant deux ou trois jours, puis à raison de deux fois par jour pendant une semaine, aidera à combattre tout genre d'infection. On préviendra les infections en en prenant régulièrement un comprimé.
- La *vitamine C* ou acide ascorbique est le plus important nutriment qui combat l'infection et en particulier le rhume et la grippe. Prenez-en deux grammes au début de l'infection, puis un gramme à chaque heure pendant huit heures d'affilée (ou jusqu'à ce que vous ayez la diarrhée). Le lendemain, prenez-en un gramme aux deux heures. Il est préférable d'ingérer la vitamine C sous forme d'acide ascorbique en poudre ou sous forme d'ascorbate mélangé à des minéraux. Sous ces formes, elle est plus vite absorbée par l'organisme, ce qui favorise son efficacité contre l'infection. Il importe d'en réduire peu à peu la dose pendant quelques jours, mais il faut en consommer deux ou trois grammes pendant

quelques semaines jusqu'à ce que vous soyez complètement rétabli. Il n'y a aucun risque de surdose. Une recherche menée aux É.-U. a démontré que des doses beaucoup plus élevées n'entraînaient aucun effet indésirable.

- Les *vitamines du complexe B*   L'ensemble des vitamines B (on en recense plus de 12 et on en découvre encore) est bénéfique au système immunitaire. La vitamine B6 est particulièrement efficace, ainsi que l'ont démontré des études réalisées auprès de personnes âgées. Mais les vitamines B agissent conjointement, aussi faut-il les prendre toutes afin d'éviter un déséquilibre. Étant donné qu'elles sont hydrosolubles, l'organisme ne les emmagasine pas; il faut donc les remplacer chaque jour. La levure de bière, la mélasse, le germe de blé, le germe d'avoine, les avocats et les bananes en sont d'excellentes sources.

- La *vitamine E* est un autre nutriment important pour le système immunitaire. Pareillement à la vitamine C, elle stimule la fonction immunitaire et combat l'infection en améliorant la production de globules blancs et l'activité des *phagocytes* (les cellules qui détruisent les corps étrangers). La dose quotidienne recommandée oscille entre 400 et 1 000 unités internationale par jour, mais les hypertendus doivent en consommer moins de 100 u.i. par jour au début, faire évaluer leur pression sanguine régulièrement et augmenter graduellement la dose jusqu'à concurrence de 400 u.i. par jour.

- Le *fer* est un élément qui tient un rôle important dans la prévention de l'anémie. La forme ferreuse est celle qui s'absorbe le mieux mais il faut de la vitamine C afin que son absorption soit efficace.

Le fer a une incidence sur les globules rouges qui véhiculent l'oxygène entre les poumons et le reste de l'organisme. En trop grande quantité, le fer est toxique mais sa carence est tout aussi grave, quoique plus répandue. Un supplément quotidien de l'ordre de 20 à 40 mg est bénéfique pour tous, en particulier les femmes. On trouve du fer dans le foie, les huîtres, les légumes feuillus verts, la mélasse, les céréales complètes et les algues (par exemple, la chlorelle).

- Le *sélénium* est un autre élément minéral qui contribue à combattre les infections. Il s'agit d'un antioxydant puissant qui agit de concert avec la vitamine E pour protéger les globules blancs et renforcer la réaction immunitaire de l'organisme contre les indésirables. On a reproché au sélénium sa toxicité à fortes doses, mais une recherche récente n'a rien démontré à cet égard. Au contraire, elle semble plutôt indiquer que le sélénium peut prévenir plusieurs types de cancer. On peut en prendre entre 50 et 250 microgrammes par jour sans danger. Les nutritionnistes sont d'avis que la forme organique est préférable au sélénite sodique.

- Le *zinc* favorise l'activité immunitaire des globules et agit très bien conjointement avec la vitamine C. Des études ont démontré que les patients dont la concentration de zinc reste faible ont une piètre immunité, mais que celle-ci est renforcée et les infections guéries dès lors que l'on prend du zinc. En quantité excessive, le zinc favorise l'infection bactérienne; n'en prenez donc pas plus de 150 mg à la fois. La dose quotidienne maximale recommandée pour combattre le rhume et la grippe est de 100 mg, mais n'en prenez autant que pendant un court laps de temps.

Les probiotiques: l'antidote aux antibiotiques

Près de 1,8 kg de bactéries composant la flore intestine grouillent dans un intestin en santé où elles tiennent un rôle prépondérant dans le combat contre l'infection et le maintien de la santé. Il existe deux principaux types de bactérie: les *bactéries bifides* et les *Lactobacilles*; ensemble, elles composent la presque totalité des matières fécales solides présentes dans l'intestin. Ces bactéries saines doivent être les principales habitantes de l'intestin.

Malheureusement, nos habitudes alimentaires et notre mode de vie actuels défont cet équilibre naturel; par exemple, le sucre ou tout autre édulcorant supprime les bactéries saines. Il en est de même des antibiotiques.

Les inconvénients des antibiotiques sont mieux connus à présent, mais on en prescrit encore de façon routinière pour guérir la plupart des infections. Il faut savoir que les antibiotiques ne pratiquent aucune discrimination et détruisent la flore intestinale saine autant que la malsaine. Cela fournit les conditions favorables à l'apparition de champignons et d'autres poisons dans l'intestin, provoquant ainsi tant la mauvaise haleine que la constipation. De plus, ils dépriment le système immunitaire, ce qui entraîne la fatigue et la lassitude, et conduit souvent à la récurrence de l'infection.

Les antibiotiques ont bien sûr leur raison d'être. Ils peuvent sauver des vies lorsque l'infection est très grave. Mais il importe de savoir ceci à leur sujet:

- les antibiotiques n'éliminent pas les virus et sont conséquemment inutiles en présence du rhume ou de la grippe;
- si l'on doit prendre une cure d'antibiotiques, il faut également consommer de grandes quantités de *yaourt nature chaque jour, en même temps que l'on absorbe les comprimés*;
- après une cure d'antibiotiques, il faut faire une cure de *probiotiques*.

Les probiotiques sont des bactéries saines qui servent à repeupler l'intestin après le passage des antibiotiques (voilà pourquoi on oppose les probiotiques aux antibiotiques).

Les probiotiques se présentent en poudre ou en capsules qu'il est préférable de conserver au réfrigérateur. Les *Lactobacilles* sont les plus répandus (on les trouve dans la plupart des boutiques d'aliments naturels). Vous verrez sur les tablettes les *Lactobacillus acidophilus* et *Lactobacillus bifidophilus*. On en trouve également d'autres souches dans le yaourt, notamment les *Lactobacillus bulgaricus* et *Streptococcus thermophilus*.

L'on doit ingérer les probiotiques régulièrement avec de l'eau tiède, de préférence sans manger. Prenez-en une dose à raison de trois fois par jour afin d'équilibrer votre flore intestinale au moins deux heures après avoir pris les antibiotiques. Prenez les probiotiques deux fois par jour pendant au moins deux semaines après avoir terminé votre cure d'antibiotiques afin de vous assurer de bien refaire votre flore intestinale.

Note: Il est inutile de prendre un probiotique si ses composants ne sont pas actifs; il importe donc de s'approvisionner chez un fournisseur qui renouvelle constamment ses stocks ou, mieux encore, auprès d'un qui expédie des commandes postales et qui livre par camions réfrigérés en l'espace de 24 heures. Consultez un nutritionniste ou un naturopathe à ce sujet.

Les manipulations

Les manipulations corporelles, en particulier celles touchant les os et les muscles de la colonne vertébrale, peuvent favoriser la guérison du rhume et de la grippe lorsqu'ils persistent.

La technique Alexander

L'affaissement des épaules lorsqu'on est en position assise ou debout exerce une forte pression sur le système respiratoire en réprimant les poumons. L'acteur autrichien F. Matthias Alexander mit au point cette technique dans l'espoir de résoudre un problème récurrent touchant sa respiration et la projection de sa voix après qu'il eût constaté que sa posture en était responsable.

Le principe de sa technique est simple et se résume en peu de mots: l'usage influe sur le fonctionnement. La technique Alexander enseigne à utiliser son corps de la manière dont il fut conçu pour être utilisé; cela sous-entend qu'il doit être capable de se mouvoir librement sans qu'aucun effort ne soit exigé de la colonne vertébrale.

Alexander démontra que les mauvaises habitudes posturales que nous acquérons en vieillissant peuvent influer sur la santé, mais qu'elles peuvent être corrigées par le biais de la rééducation physique. Sa technique a donc beaucoup en commun avec la chiropractie et l'ostéopathie, mais les praticiens de la technique Alexander sont dits «professeurs» plutôt que thérapeutes et l'apprentissage s'acquiert en assistant à des cours. Au bout de quelques cours, l'élève est en mesure de passer seul à la pratique.

En général, il faut prévoir entre quatre et six cours, parfois davantage, avant de pouvoir rectifier les mauvaises habitudes posturales. On apprend à employer son corps sans être affecté par les stress, les tensions et les épuisements que la vie moderne nous inflige.

La technique Alexander s'est vite répandue ces dernières années chez les acteurs, les danseurs et les artistes en général, qui affirment qu'elle leur permet d'exacerber leurs capacités. Plusieurs célébrités n'hésitent pas à affirmer qu'elles lui doivent leur santé et leur vitalité.

En quoi la technique Alexander peut soulager un rhume

Celui qui se présente enrhumé à un cours de technique Alexander y verra une raison de plus de bien accomplir les exercices. Quelques personnes annulent en raison d'un rhume; par exemple, les muscles faciaux crispés restreignent les voies nasales. Un cours permettra pourtant de les dilater, de sorte que le mucus aura plus d'espace pour s'écouler.

Ces exercices, en plus d'encourager l'évacuation des symptômes physiques, permettent à l'esprit de se concentrer sur la structure corporelle. Une telle concentration peut à son tour transformer l'état d'esprit et, au sortir du cours, l'attitude par rapport au rhume sera complètement différente.

La chiropractie

Le terme «chiropractie» provient du mot grec signifiant «pratique manuelle». À l'instar de l'ostéopathie, la chiropractie vise à rétablir la santé et l'équilibre par le biais de manipulations au niveau des os, des muscles et des ligaments, en particulier de la colonne vertébrale, de sorte que chaque chose occupe la place qui lui revient et fonctionne comme il se doit. Mais contrairement à l'ostéopathie, selon laquelle le sang est l'agent vital de l'homme, la chiropractie place les nerfs en tête du peloton.

Le premier chiropraticien fut un Américain nommé David Daniel Palmer, un étudiant du Dr Andrew Taylor Still. Vers la fin de sa vie il élabora la théorie selon laquelle les manipulations spinales constituent la solution à tous les maux et maladies; il fut si convaincant dans sa démonstration que la chiropractie compte désormais plus de 30 000 praticiens établis aux É.-U. seulement.

Les techniques varient du craquement des os aux manipulations douces adoptées par les défenseurs de la méthode McTimoney.

En Grande-Bretagne, la chiropractie reçut un bon coup de pouce en 1990 lorsqu'un essai supervisé par le Conseil de recherche médicale permit de démontrer qu'elle était plus efficace que toute autre méthode afin de traiter les douleurs lombaires. Depuis 1994, cette discipline est reconnue officiellement à titre de pratique médicinale et jouit de l'approbation des autorités.

Observation

Jean, un retraité âgé de 78 ans, s'est présenté chez un chiropraticien en raison d'une toux creuse persistante. Il avoua avoir toussé depuis toujours et s'être réveillé chaque matin avec du flegme au fond de la gorge. Il n'avait jamais fumé et son état lui inspirait un sentiment d'injustice.

Le chiropraticien concentra ses manipulations au niveau de la poitrine et de la colonne vertébrale de Jean, de manière à dégager un espace libre dans la région bronchique. À son étonnement et pour le plus vif plaisir du jeune chiro, Jean déclara éprouver un soulagement immédiat. Les matins suivants, il s'éveilla sans être incommodé et avait peine à croire qu'un seul traitement puisse être si efficace!

L'ostéopathie

L'ostéopathie n'est pas qu'un traitement pour les os et les maux de dos, même si c'est pour cela qu'elle est connue. En fait, le terme signifie «traitement des os». L'ostéopathie cherche à améliorer la structure globale du corps en usant de manipulations et en se concentrant sur les tissus mous. Au nombre des maladies que l'on n'associe pas à l'ostéopathie et sur lesquelles elle a donné des résultats favorables, on trouve l'asthme, les ennuis circulatoires et les maladies des oreilles, du nez et de la gorge, dont le rhume et la grippe.

À l'instar de la chiropractie, l'ostéopathie est née en Amérique du Nord, il y a plus d'un siècle, sous l'impulsion du Dr Andrew Taylor Still qui élabora sa propre philosophie autour de l'harmonie du corps, des manipulations douces et de la capacité propre à l'organisme de se guérir. De nos jours, aux É.-U., il est entendu que les ostéopathes appartiennent au collège des médecins. Leurs sept années d'études comportent un volet de médecine conventionnelle, auquel s'ajoute une formation spécialisée.

Observation

Lorsque Jeanne se plaignit d'étranges douleurs à l'omoplate, son médecin l'orienta chez un ostéopathe. Aucune raison structurelle n'expliquait le mal qui l'incommodait; on lui fit passer des tests de kinésiologie qui révélèrent un ennui post-viral découlant d'une grippe qu'elle avait eue cinq années auparavant.

L'ostéopathe fit le recensement détaillé de ses antécédents médicaux et fut d'avis que l'homéopathie serait un traitement indiqué, en raison de l'antériorité du problème médical de Jeanne. Il fit donc appel à une méthode dite homéopathie complexe. Les remèdes homéopathiques, pareillement à nombre de remèdes naturels, peuvent entraîner une réaction: Jeanne eut immédiatement un rhume. Mais il disparut bientôt grâce aux granules qu'elle devait prendre.

Après quelques semaines, l'état de Jeanne s'améliora de façon marquée et elle n'éprouvait plus aucune douleur. À la fin du traitement, elle était d'avis que le problème s'était entièrement résorbé.

On compte à présent quelque 20 000 ostéopathes aux É.-U. par rapport à seulement 2 000 en Grande-Bretagne. Mais là comme presque partout ailleurs, les ostéopathes ne sont généralement pas médecins. Ils reçoivent leur formation dans des instituts d'ostéopathie et, bien que dans les meilleurs établissements on enseigne plus ou moins les mêmes matières que dans une faculté de médecine, on y insiste davantage sur les techniques naturopathiques telles que la diète, la nutrition et la kinésiologie appliquée, toutes utiles au traitement du rhume et de la grippe.

L'ostéopathie crânienne

L'ostéopathie crânienne consiste à équilibrer les os, les liquides et les membranes du corps dans son ensemble à l'aide de manipulations très douces des os de la tête et, en particulier, de la colonne vertébrale. Étant donné que les os du crâne et de la colonne vertébrale sont rattachés au système nerveux central et qu'ils baignent dans un liquide particulier (dit céphalo-rachidien), on croit que si l'écoulement de ce liquide est obstrué pour quelque raison, physique ou émotive, une maladie apparaîtra.

Ainsi, l'ostéopathie crânienne viendra en aide aux enrhumés et aux grippés aux prises avec des ennuis respiratoires récurrents (ou maladie chronique). L'ostéopathe pose les mains sur la tête, le dos, bref là où cela est nécessaire, afin d'y exercer une légère pression dans le but de dégager les obstructions et de rétablir l'équilibre et le bon fonctionnement de l'organisme.

Le toucher est parfois si léger que le patient en est à peine conscient; toutefois, les preuves accumulées au fil des ans nous montrent des résultats extraordinaires.

L'appellation «ostéopathie» est désormais contrôlée, de sorte que l'ostéopathie crânienne ne peut être pratiquée que par des ostéopathes. Il faut établir la distinction entre cette forme d'ostéopathie et la thérapie cranio-sacrale pratiquée par des thérapeutes qui ne sont pas ostéopathes. Dans les faits, toutefois, les deux méthodes sont similaires.

CHAPITRE 8

Le traitement émotionnel

*Des thérapies émotionnelles
afin de soulager le rhume et la grippe*

Nous n'ignorons plus que l'esprit et les émotions influent sur notre condition physique. Lorsque nous sommes au meilleur de notre forme, l'organisme fabrique des *hormones* appelées *endorphines*. Les hormones sont des substances chimiques fabriquées par le *système endocrinien* qui tiennent un rôle prépondérant dans notre comportement, particulièrement sur le plan de notre humeur. L'exercice physique et la méditation, par exemple, sont deux activités différentes qui sont sources de plaisir et de bonne humeur. La raison principale en revient surtout aux types d'hormones que ces activités engendrent. Inversement, lorsqu'on se sent abattu ou morose, les hormones engendrées par ces sentiments dépriment le système immunitaire et permettent aux infections de s'y loger.

Les hormones constituent le lien vital entre nos pensées, nos émotions et notre santé physique. Elles sont en quelque sorte un relais entre elles. Voilà pourquoi les facteurs physiques nous atteignent sur le plan émotionnel et, réciproquement, pourquoi les facteurs émotionnels nous atteignent sur le plan physique.

En conséquence, l'évolution d'une infection peut trouver son origine autant dans les facteurs émotionnels que physiques. Mais il s'agit d'un cycle qu'il est possible de rompre. Peut-être connaissez-vous quelqu'un qui n'a pas eu un rhume ou une grippe depuis des années et vous vous demandez pourquoi? En premier lieu, c'est assurément parce qu'il n'en veut pas et qu'il ne s'y attend pas. Il s'est conditionné mentalement et émotionnellement à se sortir du cycle de la maladie. Sa conviction *positive* est son meilleur atout car elle renforce son système immunitaire.

Si vous êtes enclin aux pensées et aux sentiments négatifs, posez-vous cette question: existe-t-il une raison pour laquelle je *devrais* avoir le rhume ou la grippe? La maladie est le moyen que trouvent certains de s'attirer la sympathie ou la compassion de leurs proches. Si tel est votre cas, le moment est venu de changer les choses. Nous vous proposerons, dans ce chapitre, différents modes d'intervention en ce sens.

Bien entendu, la maladie est parfois le moyen que prend l'organisme pour nous signifier de ralentir nos activités. Il nous contraint à quelques jours d'immobilité afin de recharger notre moteur. Si c'est le cas, apprenez à décrypter les signes et à modifier votre comportement en conséquence. Convenez que le moment est bien indiqué pour prendre les rênes et profiter d'un moment de repos. Mais choisissez la manière de vous reposer et de refaire le plein plutôt que de laisser la maladie le faire à votre place. Faites en sorte que le temps que dure l'infection soit l'occasion de nettoyer votre esprit autant que votre organisme de ses impuretés et des saletés qui l'engorgent. Voilà qui marquerait un changement salutaire!

Il existe plusieurs traitements et thérapies naturels axés sur la dimension émotionnelle qui sont profitables, que vous cherchiez à surmonter une attitude profondément négative ou que vous souhaitiez simplement vous rétablir plus rapidement. Les plus efficaces afin de traiter la grippe et le rhume sont:

- les affirmations;
- l'autorelaxation;
- le biorétroaction;
- la méditation;
- la relaxation;
- les remèdes floraux;
- la visualisation;
- le yoga.

Les affirmations

Essentiellement, il s'agit de cultiver la pensée de votre santé. La pensée positive la plus célèbre est peut-être celle du chimiste français Émile Coué qui la formula ainsi voilà plus d'un siècle: «Chaque jour, à tous égards, je me porte de mieux en mieux.» À raison de 15 à 20 répétitions deux fois par jour, matin et soir, elle a aidé des tas de gens aux prises avec des problèmes en apparence insolubles, notamment des handicapés.

En termes médicaux, une affirmation est une *auto-suggestion*. Elle constitue l'axe central de nombreuses formes de méditation, dont l'*autorelaxation*, populaire en Occident et la *méditation transcendantale* répandue en Orient.

La thérapeute américaine Louise Hay identifie dans son ouvrage *Heal Your Body* plusieurs convictions et structurations négatives de la pensée, après quoi elle démontre les conséquences qu'elles peuvent avoir sur l'individu. Elle a aidé nombre de gens à modifier leurs schèmes de comportements négatifs grâce à des techniques complémentaires, parmi les quelles la *relaxation* et la *visualisation*.

Observation

Claire, qui dirige sa propre entreprise, souffrait de rhumes incommodants chaque hiver. Se rendant compte qu'elle vivait dans l'expectative de ces rhumes, elle se mit à pratiquer l'une des affirmations proposées par Louise Hay dans son livre *You Can Heal Your Life*. Dans cet ouvrage, l'auteur énonce que nos convictions et nos attitudes influent sur notre bien-être physique, émotionnel et mental; elle énumère également les causes mentales de plusieurs maladies physiques.

Claire produisait un annuaire annuel, de sorte que, chaque année, elle vivait une période d'activité intense échelonnée sur trois ou quatre mois. Ses rhumes précédents avaient été traités avec des médicaments qui l'avaient laissée sans énergie et n'avaient en rien résolu le problème.

Elle lut que la cause probable de ses rhumes était la surcharge d'activité qui apportait la confusion mentale, les troubles et de petites blessures. Claire était d'avis que cela décrivait bien sa situation et Mme Hay proposait d'y remédier par l'affirmation suivante: «Mon esprit est détendu et paisible. La clarté et l'harmonie sont en moi et autour de moi.»

Au départ, Claire fit ses affirmations de manière plus ou moins régulière. Puis, elle en vint à les insérer dans sa routine, jusqu'à ce que sa persévérance soit récompensée. Elle prit aussi l'habitude de réserver une demi-heure par jour afin de s'allonger sur son lit pour se relaxer.

Cette année-là, elle n'eut pas le rhume. Qui plus est, elle se rendit compte qu'elle accomplissait davantage de travail en moins de temps et qu'elle en tirait une plus grande satisfaction personnelle. Désormais, son affirmation est encadrée au mur derrière son ordinateur, de sorte qu'elle ne perd jamais de vue qu'elle peut se détendre et trouver la paix à l'intérieur d'elle-même.

L'autorelaxation

L'autorelaxation fut inventé il y a plus de 50 ans par le Dr Johannes Schultz. L'autorelaxation repose sur six exercices types pour lesquels on dirige son attention au-dedans de soi et on se concentre sur des phrases portant sur différentes régions du corps. Ainsi, on s'éveille aux sensations de lourdeur du corps, à la chaleur dans les bras et les jambes, à sa pulsation cardiaque calme et régulière, au rythme naturel de sa respiration, à la chaleur dans son abdomen et à la fraîcheur dans sa tête.

Ces exercices strictement mentaux sont faits sous la supervision de professionnels, d'ordinaire des médecins, et sont présentés graduellement lors de séances de formation hebdomadaires qui se tiennent seul à seul ou en petits groupes et ce, pendant huit semaines consécutives. Les patients pratiquent alors ces exercices confortablement assis ou allongés. Au même titre que la plupart des médications conventionnelles, on y a recours à raison de trois fois par jour, dix minutes après les repas!

La biorétroaction

Ce type de traitement n'est pas vraiment naturel étant donné qu'il fait appel à un appareil, mais il est néanmoins très sûr, doux et efficace par rapport à l'état émotionnel du patient. L'appareil sert à évaluer vos réactions physiques à un moment précis à partir de fins électrodes tenus dans la main ou connectés à un bandeau enserrant la tête. Ainsi, l'appareil donnera une lecture différente que vous soyez crispé ou détendu.

À l'aide de l'appareil qui surveille les effets physiques produits par différents sentiments, on apprend avec le concours d'un thérapeute à influer sur ses propres réactions et on apprend à son corps à mettre l'accent sur les réactions favorables et à freiner celles qui sont indésirables.

Depuis son introduction en Amérique du Nord dans les années 1950, la biorétroaction a considérablement évolué et fait maintenant appel à une vaste panoplie d'appareils simples ou sophistiqués qui peuvent montrer la pulsation cardiaque et la tension artérielle autant que les ondes de l'activité électrique du cerveau et la composition du sang.

Une recherche menée pendant 12 ans à la NASA a démontré l'efficacité de la biorétroaction. Conçue à l'origine afin de contrôler le mal des transports chez les astronautes, on s'est rendu compte que la biorétroaction permettait de surmonter les effets du stress de la même manière.

Les remèdes floraux

Les remèdes floraux les plus connus sont ceux du Dr Bach, ainsi nommés en l'honneur de leur découvreur, le Dr Edward Bach, un médecin britannique converti à l'homéopathie, qui pratiquait au début du siècle. Le Dr Bach s'intéressait aux problèmes émotionnels qu'il estimait être à l'origine des problèmes physiques.

Les remèdes floraux servent à traiter les perturbations émotionnelles sous-jacentes et non pas les symptômes, qui vont de pair avec la maladie ou la douleur. On compte 38 remèdes floraux, à savoir un pour chacun des types d'émotion humaine, qui vont de la colère à la vulnérabilité. Ils visent à influer sur les différents états émotionnels dans lesquels les gens se trouvent, et non sur la maladie.

Par exemple, si vous avez le rhume ou la grippe, les remèdes suivants vous seront suggérés:

- La *centaurée* si vous vous sentez vulnérable sur le plan émotionnel, que vous êtes faible et chancelant sur le plan physique.
- La *clématite* si vous voulez vous évader de la réalité, que vous avez sommeil et que vous souhaitez aller vous coucher.
- La *pomme sauvage* si vous avez l'impression de vous trouver dans un bourbier et si vous avez envie de purifier votre organisme.
- Le *noyer* si vous êtes influençable et que vous prenez souvent le rhume.
- L'*agrimonia* si vous souffrez en silence et que vous avez mal à la gorge.

Plusieurs sociétés pharmaceutiques notamment en Grande-Bretagne, aux É.-U. et en Australie, fabriquent leurs propres remèdes floraux à partir du principe de la distillation. Il en résulte des produits qui tiennent à la fois de l'herboristerie et de l'homéopathie. Le remède floral le plus connu est probablement celui appelé «Remède d'urgence» qui consiste en un amalgame de six fleurs que l'on emploie en cas de détresse et dont on dit qu'il est efficace au début d'un rhume et d'une grippe.

Nous ne possédons pas encore la preuve scientifique de l'efficacité de ces remèdes, pas plus que nous ne savons comment ils agissent, mais des millions d'individus attestent de leur action en ce qui concerne un tas d'ennuis de santé et de maladies, parmi lesquels le rhume et la grippe.

La méditation

L'organisme est davantage à même de se guérir lui-même lorsque l'esprit, pareillement au corps, est au repos. La méditation vise à reposer l'esprit autrement qu'en ne songeant à rien ou qu'en rêvant les yeux ouverts. On la décrit comme une forme de concentration passive.

Il existe un large éventail de techniques, dont certaines sont prônées par des organisations religieuses qui en font grand cas, mais il n'y a rien de mystique ou de mystérieux concernant la méditation. Point besoin de prendre la pose du lotus, yeux clos et jambes nouées.

La recherche démontre clairement que la concentration passive, pour peu que l'on sache y parvenir, permet de calmer le système immunitaire, de réduire le taux de stress et de procurer un sentiment de calme et de tranquillité auquel on trouve des vertus thérapeutiques. Aux Pays-Bas, les personnes qui pratiquent la méditation transcendantale ont vu leurs primes d'assurance révisées à la baisse en raison du fait qu'elle réduit la pression sanguine et, conséquemment, les ennuis cardiaques et circulatoires.

Tous peuvent pratiquer la méditation, mais il est préférable d'apprendre à méditer avec un professeur qualifié. Il faut apprendre à se détendre physiquement pour ensuite se détendre mentalement. Inspirez profondément et laissez s'échapper toutes vos pensées conscientes. Vous éprouverez de la difficulté au début, mais avec la pratique la chose se fera plus facilement.

Certains ont plus de facilité en répétant un «mantra», c.-à-d. un mot ou une formule choisi en fonction de suggérer la paix et le calme. Choisissez un ou quelques mots qui sont agréables et ne pensez qu'à cette formule, à l'exclusion de toute autre pensée. Ne songez plus à l'épicerie ou à votre bagnole en panne. Autrement dit, il faut interrompre votre dialogue intérieur et faire régner le silence. Repoussez toute pensée qui tenterait de filtrer ce silence. Vous aurez plus de facilité pour ce faire avec le temps.

La relaxation

Cela peut nous sembler une évidence, mais le fait qu'un grand nombre de thérapeutes encouragent et enseigne la relaxation montre combien nous devons réapprendre une chose pourtant normale et naturelle.

La relaxation peut survenir d'elle-même, par exemple lorsqu'on prend un bain chaud. Mais il est possible de parvenir au même état sans se mouiller, à l'aide de simples exercices que l'on apprend facilement à la lecture d'un ouvrage spécialisé. Par exemple, étirez-vous et inspirez profondément (les bâillements ont un effet relaxant). Une relaxation complète n'est peut-être pas si simple à atteindre, mais vous devriez être en mesure de parvenir au but recherché en peu de temps.

Un exercice de relaxation simple

Asseyez-vous dans une position confortable (il vaut mieux ne pas vous allonger, sinon vous risquez de vous endormir en écoutant l'audiocassette!). Commencez par remuer les orteils. Puis, contractez les pieds et relâchez la tension. Faites pivoter vos chevilles et sentez la différence. Ensuite, contractez les mollets, les genoux et les cuisses, et relâchez la tension.

Contractez les fesses et relâchez-les. Contractez les muscles de l'estomac, inspirez lentement et expirez plus lentement encore. Lorsque vous atteignez les épaules, redressez-les et relâchez-les (plusieurs retiennent la tension au niveau de leurs épaules sans s'en rendre compte). Faites cet exercice à quelques reprises. Finissez en articulant les mâchoires et en les étirant avant de les détendre. Relaxez-vous. Vous devriez être détendu.

Voyez si vous pouvez conserver cette impression de relaxation tout au long de la journée. Mettez-vous à l'épreuve de temps en temps. Si vous croyez être tendu, refaites la même séquence d'exercices. Il ne faut pas plus de quelques minutes. Avec un peu de pratique, vous verrez que vous serez mieux en mesure d'affronter les tâches quotidiennes, que vous aurez plus d'ardeur et que vos pensées seront plus claires.

La visualisation

Cette technique fait appel au pouvoir de l'esprit, l'imagination le cas échéant, afin d'influer sur le mieux-être du corps. On y a recours avec succès dans plusieurs pays afin de traiter le cancer, bien que les résultats varient en fonction semble-t-il de la personnalité et du caractère du patient.

Afin de combattre un rhume ou la grippe, par exemple, le patient pourrait imaginer un ange ailé ou un oiseau qui volerait en lui afin d'y collecter les germes néfastes pour les mettre au rebut ou les gober. Pour combattre la toux due à la congestion, l'on pourrait visualiser les germes qui se ramassent dans le flegme qui doit être expulsé de l'organisme.

La visualisation est tout indiquée chez les enfants dont l'imagination est plus débridée que celle d'un adulte et qui peuvent atteindre des résultats d'autant plus positifs. Les parents peuvent présenter la chose comme s'il s'agissait d'un jeu visant à éliminer les vilains. Demandez à l'enfant de concevoir son lieu préféré et aidez-le à mettre en place tous les détails qui rendront l'endroit réel.

Faites de même pour vous également. Choisissez un endroit qui vous plaît, où vous êtes heureux et intégrez-vous en ce lieu peu à peu. Imaginez-vous ou votre enfant libre de toute maladie ou de problème et visualisez-vous avec de beaux poumons roses bien sains et les sinus décongestionnés.

Au mieux, la visualisation est une forme d'auto-suggestion; au pis, un divertissement drôle, peut-être relaxant. Quoi qu'il en soit, vous ne pouvez qu'en profiter.

Le yoga

Le yoga est l'une des plus vieilles méthodes de traitement qui soit. Il est pratiqué depuis des siècles en Orient, notamment en Inde. Ce mot sanscrit signifie «jonction» et à sa plus haute expression, il consiste à établir un lien avec l'élément divin. Les exercices s'avèrent bénéfiques à toutes les régions du corps, jusqu'aux plus petits muscles faciaux.

Le yoga comporte une série d'exercices pour les muscles du thorax, de la gorge et du visage qui peuvent être utiles contre le rhume et les infections en général en ceci qu'ils étirent la membrane muqueuse qui tapisse l'intérieur des voies respiratoires (voir Figure 7).

À la manière de nombreuses philosophies orientales, dont la raison d'être s'étend au-delà de la simple recherche de la santé, le yoga profite non seulement au corps mais également à notre dimension spirituelle et affective. Nous savons qu'il peut rétablir à la fois les ennuis physiques et émotionnels, ce qui en fait, par définition, une thérapie holistique (qui s'intéresse à l'être dans sa globalité).

Il est préférable d'apprendre les préceptes du yoga en compagnie d'un instructeur plutôt qu'à partir d'une vidéocassette ou d'un livre consacré au sujet. Sa popularité est telle qu'il n'y a aucune difficulté à s'inscrire à un cours près de chez soi.

Un exercice de yoga afin de soulager le rhume et la grippe (voir Figure 7)

Premier mouvement Asseyez-vous sur vos talons, la poitrine posée sur les cuisses, les avant-bras et les paumes à plat sur le sol. *Relevez la tête*, inspirez en sentant votre abdomen qui s'appuie contre vos cuisses. *La tête toujours relevée*, expirez lentement en décontractant vos muscles abdominaux.

Deuxième mouvement Asseyez-vous par terre en posant les mains au sol sans fléchir les bras. Inspirez en ouvrant votre poitrine. Expirez en laissant votre poitrine se contracter.

Troisième mouvement Asseyez-vous comme précédemment mais en posant les mains un peu plus loin. Inspirez tout en vous penchant vers l'avant et posez le sommet de votre tête sur le sol devant vous. Toujours en inspirant, bercez-vous lentement en usant de votre tête comme d'un pivot. En maintenant votre tête sur le sol, bercez-vous vers l'arrière en expirant. Gardez la tête sur le sol. Tenez la position quelque temps, puis redressez-vous lentement en inspirant de nouveau.

Refaites chacun des mouvements à raison d'au moins 10 à 15 fois. Respirez lentement et demeurez calme et paisible. Ayez un mouchoir à portée de la main de manière à essuyer le mucus qui pourrait être expulsé en faisant cet exercice.

1.

2.

3.

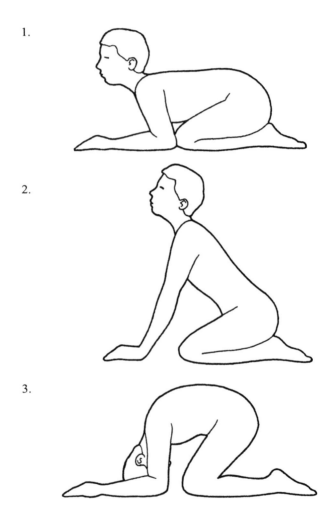

Figure 7 Un exercice de yoga afin de soulager le rhume et la grippe

CHAPITRE 9

Des thérapies énergétiques contre le rhume et la grippe

Le traitement de votre force vitale

De nombreuses thérapies visent à encourager l'organisme à refaire ses forces en stimulant, non seulement l'énergie physique, mais ce que l'on appelle l'énergie subtile. L'énergie subtile est censée exister sur un plan invisible ou psychique.

La preuve de l'existence de cette forme d'énergie reste à démontrer. Certains ne jurent que par elle, d'autres n'y voient que science-fiction. Néanmoins, un large éventail de thérapies sont articulées autour de l'énergie subtile dont quelques-unes, notamment l'acupuncture, sont soutenues par des preuves scientifiques en plus d'un taux de réussite indéniable.

Parmi les thérapeutes qui font appel à l'énergie subtile, plusieurs croient pouvoir ajuster ou galvaniser la force énergétique de l'organisme avant l'avènement d'une maladie, de manière à la prévenir. Par contre, d'autres estiment n'être en mesure que de traiter les ennuis de santé lorsqu'ils se présentent, comme c'est le cas d'une infection des voies respiratoires, et de favoriser le rétablissement qui suivra.

Le rythme de vie actuel ne favorise pas le repos et la détente après une maladie. On doit vite reprendre le collier, de sorte que la période de convalescence, pourtant essentielle, est supprimée (on n'emploie plus guère ce mot de nos jours). Toutefois, l'organisme a besoin de temps pour se remettre complètement et les adeptes des thérapies énergétiques prétendent pouvoir agir à cette étape, en plus bien sûr de débarrasser l'organisme du problème qui l'accapare.

Parmi les principales thérapies susceptibles de soulager le rhume et la grippe, on trouve l'acupuncture, l'acupressure, les remèdes floraux, la guérison spirituelle, l'homéopathie et la réflexologie.

L'acupuncture

L'acupuncture est originaire de Chine où elle est pratiquée depuis quatre millénaires, période à laquelle remonte la parution des premiers traités de médecine y faisant référence.

Selon la philosophie chinoise, le rhume et la grippe résultent d'un excès de vent, de froid, d'humidité ou de chaleur. Cette forme de philosophie a trouvé peu d'adeptes parmi les praticiens de la médecine conventionnelle, bien que les mérites de l'acupuncture ne laissent aucun doute dans l'esprit de ceux qui s'en portent mieux.

On estime à quelque trois millions le nombre d'acupuncteurs qui pratiquent partout dans le monde. La majorité sont établis en Extrême-Orient, mais il s'en trouve de plus en plus en Occident où les médecins et les physiothérapeutes se tournent plus souvent vers elle afin de soulager la douleur et, depuis peu, les affections cutanées. L'acupuncture est également employée dans les hôpitaux occidentaux en guise d'anesthésiant lorsque le recours aux stupéfiants est contre-indiqué.

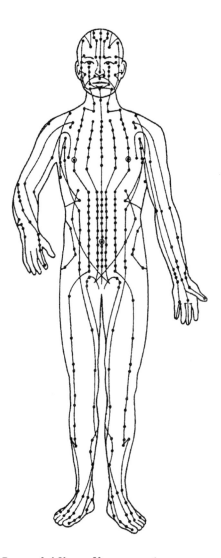

Figure 8 Les méridiens d'acupuncture

Le traitement consiste à insérer de très fines aiguilles (si fines, en fait, qu'on ne sent pratiquement rien) en certains des centaines de points situés le long des 12 méridiens censés acheminer l'énergie à travers le corps afin de stimuler l'énergie subtile qui l'anime (voir Figure 8). On croit que cette opération équilibre le flux énergétique circulant dans le corps et participe à l'effort d'auto-guérison.

On trouve aussi une autre variante dite moxibustion pour laquelle on se sert d'un moxa, une branche d'armoise, que l'on brûle afin de provoquer une certaine chaleur. Il est parfois attaché à l'aiguille, de sorte que la chaleur est transmise à l'aiguille, puis au point d'énergie, ou alors on en fait de petits cylindres que l'on met à brûler directement sur la peau, au point choisi. On emploie parfois plusieurs cylindres simultanément. Cette pratique repose sur le principe selon lequel le moxa en combustion attire et chauffe l'énergie, et la multiplie.

L'association entre l'acupuncture et les herbes médicinales forme ce que l'on appelle couramment la médecine traditionnelle chinoise. Longue est la liste des herbes médicinales employées par les médecins chinois et ceux qui pratiquent cette médecine en Occident sont généralement d'origine chinoise. Les praticiens occidentaux semblent préférer l'acupuncture et la moxibustion.

La pose de ventouses

Cette variante moins connue de la médecine traditionnelle chinoise, dont on affirme qu'elle est particulièrement efficace pour traiter le rhume et la grippe, entreprend une percée en Occident. Il s'agit pour l'essentiel de poser de petites ventouses de verre afin de stimuler et de drainer les points d'énergie, un peu à la manière de l'acupuncture.

Le diamètre des ventouses varie entre 25 mm et 100 mm; les plus grosses servent au traitement de la grippe et du rhume. Une fine bougie est allumée sous le verre que l'on retire rapidement de manière à créer un vide afin que la ventouse adhère à la peau et exerce une succion sur le point choisi. On maintient la ventouse en place pendant une dizaine de minutes pour obtenir l'effet voulu.

Observation

Jacqueline, 36 ans, venait d'entreprendre un traitement par suite d'une blessure à la cheville. L'accident à l'origine de la blessure remontait à trois années auparavant, mais elle ne s'était jamais bien cicatrisée. Elle s'est présentée au deuxième rendez-vous avec les symptômes de la grippe: des roideurs au cou, des douleurs musculaires, le frisson, des écoulements nasaux et des éternuements.

On lui posa des ventouses sur deux points de la partie supérieure du dos afin d'y dégager «le vent et le froid», ainsi que le disent poétiquement les Chinois, de même que sur ses mains et ses pieds afin d'accumuler et d'harmoniser ses défenses contre l'infection.

En l'espace de 24 heures, l'état de Jacqueline s'améliora grandement et elle ne souffrait plus que des symptômes bénins d'un léger rhume. Elle revint le lendemain et on lui appliqua deux autres ventouses en des points différents. Quelque 48 heures plus tard, les symptômes étaient tout à fait disparus.

On emploie souvent les ventouses de concert avec l'acupuncture afin de soulager les maladies respiratoires, dégager la congestion et réduire l'inflammation.

La pause de ventouses est presque universelle. Elle était répandue chez les Japonais, les Grecs, les Romains, les Égyptiens de l'Antiquité, de même qu'en Grande-Bretagne au Moyen-Âge, le long du bassin de la Méditerranée et dans la plupart des pays arabes, car elle appartient à la médecine traditionnelle islamique.

Une version contemporaine est employée conjointement avec la réflexologie; il s'agit de la méthode Vacuflex qui gagne en popularité en Grande-Bretagne, au Danemark et en Afrique du Sud.

L'acupressure

L'acupressure est une technique très répandue qui fait appel à des pressions du bout des doigts (parfois des coudes, des genoux ou des talons) exercées sur les points d'acupuncture. Voilà pourquoi on dit souvent qu'il s'agit d'acupuncture sans aiguilles! Certains pensent que cette pratique peut être plus ancienne que sa parente ou qu'elle a été mise au point à l'intention de ceux qui craignaient les aiguilles.

Ses principes sont ceux de l'acupuncture, sauf que la majorité de ses variantes actuelles furent élaborées au Japon, et non en Chine. La variante la plus connue est le *shiatsu* (qui signifie «pression des doigts» en japonais) mais on parle également de *do-in*, *jin shen* (ou *shin*) et de *shen tao*. Toutes font appel à la pression des doigts, mais exercée de différents façons. Le *do-in*, par exemple, allie des exercices physiques et respiratoires aux pressions des doigts, tandis que le *jin shen* fait appel à des pressions prolongées pendant plusieurs minutes.

Le sujet, légèrement vêtu, se couche sur le sol ou sur une table basse. Ainsi qu'on le fait en acupuncture, le praticien cherche à modifier le niveau de *chi* (ou énergie subtile) dans le corps.

On affirme que l'acupressure soulage bien les troubles respiratoires et on la recommande à titre préventif afin de maintenir l'équilibre et l'harmonie et, conséquemment, empêcher l'éclosion de toute maladie.

Il existe plusieurs points utiles qui permettent de soulager l'inconfort. Pour traiter le mal de gorge, par exemple, les points se trouvent sur la main (voir Figure 9) alors que ceux de la sinusite se trouvent sur le nez. On trouve plusieurs points sur les différentes régions du corps qui servent à soulager le rhume et la grippe.

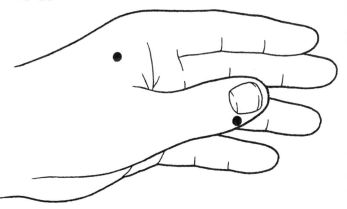

Figure 9 Les points d'acupressure servant à soulager un mal de gorge

Les remèdes floraux

Nous l'avons vu, les remèdes floraux sont fabriqués à partir de certaines fleurs qu'on laisse infuser en vue de traiter certaines maladies. Le principal problème entourant leur emploi tient à ce qu'il n'existe aucune preuve scientifique à l'appui de ces remèdes.

Néanmoins, depuis quelque 50 ans qu'ils sont utilisés, des centaines de milliers de personnes en ont fait l'essai et jurent leurs grands dieux qu'ils sont efficaces.

La guérison spirituelle

On parle également de guérison spirituelle, faute d'une meilleure appellation, pour désigner le travail des thérapeutes qui affirment pouvoir guérir par suite de l'imposition des mains ou en procédant à distance à un transfert d'énergie par la seule force de l'esprit. (Un guérisseur vous dira cependant que son art est plus complexe que la seule imposition des mains doublée d'une pensée positive!)

La chose en étonnera plusieurs, mais nous possédons plus de preuves des effets thérapeutiques de cette pratique que de toute autre thérapie naturelle, et la recherche en ce sens se poursuit. Le pouvoir que semblent posséder certains guérisseurs d'alléger les souffrances et de guérir la maladie, même à distance, est en passe d'acquérir sa propre définition scientifique; on parle même de «médecine non localisée».

Que la guérison soit le fait du guérisseur, d'une force canalisée par son entremise ou simplement de l'habileté de l'organisme à se guérir lui-même, cette forme d'intervention apporte des résultats chez un grand nombre. Elle mérite mieux que des railleries et vous devriez en faire l'essai avant de juger.

Elle ne guérit peut-être pas l'infection (quoique certains guérisseurs affirment pouvoir y parvenir) mais elle soulage de nombreux symptômes du rhume et de la grippe, notamment le mal de tête, quand elle ne les élimine pas complètement; elle peut améliorer la qualité de vie d'un malade.

Le toucher thérapeutique

Le toucher thérapeutique est la version contemporaine de l'imposition des mains. L'appellation est usitée dans les pays où il est illégal de se dire guérisseur et d'affirmer pouvoir guérir les gens en employant des moyens psychiques ou surnaturels.

Néanmoins, le toucher thérapeutique est répandu chez les infirmières qui croient aux vertus du transfert d'énergie entre celui qui touche et celui qui reçoit le toucher. Autrement dit, lorsque l'on soigne un malade avec tendresse et compassion, il peut récupérer. Des recherches de plus en plus nombreuses tendent à prouver les effets réels du toucher thérapeutique.

L'homéopathie

L'homéopathie doit sa renommée en Grande-Bretagne au fait que la famille royale y ait ouvertement recours, mais elle ne s'appuie pas sur suffisamment de preuves scientifiques acceptables pour que l'on puisse tabler sur elle comme un moyen sûr de se rétablir. Toutefois, les essais en ce sens montrent une tendance nettement favorable.

Des études convaincantes ont été menées sur des vaches, des chiens et des chevaux, par suite desquelles nombre de vétérinaires se sont convertis à l'homéopathie afin de soigner les animaux.

En Grande-Bretagne, les honoraires d'un homéopathe sont remboursables en vertu du régime public d'assurance-maladie et depuis 1994, la société Boots, propriétaire de la plus importante chaîne de pharmacies du royaume, offre sa marque maison de produits homéopathiques destinés au grand public.

L'homéopathie est une forme de médecine (fondée sur les préceptes de l'antique médecine grecque) qui a vu le jour il y a plus de deux siècles grâce aux travaux du médecin allemand Samuel Hahnemann.

L'homéopathie repose sur un principe que Hahnemann a énoncé, après l'avoir expérimenté sur sa personne, selon lequel on combat le feu par le feu. Le terme signifie «même maladie» et les homéopathes croient que le remède à une maladie consiste à administrer au patient une dilution dont les effets reproduisent les symptômes de la maladie à combattre (contrairement à la médecine *allopathique* axée sur le principe opposé, à savoir qu'il faut frapper durement un virus).

Les remèdes homéopathiques sont fabriqués à partir d'infimes quantités de différentes substances, en général végétales ou minérales, diluées dans de l'eau et un peu d'alcool, que l'on remue vigoureusement. Ce brassage vigoureux s'appelle *succussion* et constitue la raison qui expliquerait l'efficacité de l'homéopathie.

La dilution et le brassage sont faits à plusieurs reprises. Contrairement aux médecins traditionnels, qui estiment que plus la dose est concentrée plus son effet est puissant, les homéopathes croient que la puissance d'un remède augmente au fil de ses dilutions et de ses brassages. On parle alors d'*activité pondérale* afin de décrire ce phénomène. Les remèdes homéopathiques sont en général prescrits sous forme de granules auxquels la mixture concentrée est ajoutée.

Observation

Pierre, un entrepreneur âgé de 45 ans, reconnut de prime abord les symptômes de la grippe. Il en avait souffert à maintes reprises, de sorte qu'il décida de rentrer chez lui dès l'apparition des premiers signes. Le trajet de retour l'épuisa et, au moment où il se jeta sur son lit, sa tête était lancinante, son dos était roide et il frissonnait.

En rentrant à la maison, sa femme fit des commentaires sur son visage rougi et ses paupières affaissées. Étrangement, en dépit de sa fièvre, il n'avait pas soif et il constata après avoir uriné qu'il se sentait mieux.

Sa femme vérifia tous les symptômes dans un ouvrage portant sur l'homéopathie et décida que la situation exigeait un remède appelé *Gelsemium*. Elle lui en donna la dose recommandée. Peu après, Pierre s'aperçut que son mal de tête s'estompait.

Après une deuxième dose trois heures plus tard, il s'endormit d'un sommeil profond et dormit ainsi pendant 12 heures. Au réveil, il se sentait faible mais la fièvre l'avait quitté. Il prit une troisième dose du remède et passa le reste de la journée au lit. Le lendemain, il se portait nettement mieux.

Le remède homéopathique le plus populaire contre le rhume et la grippe est le *Gelsemium*, mais il en existe d'autres tels l'*Arsenicum*, la *Bryonia*, la *noix vomique*, l'*aconit*, la *belladone* et l'*anémone pulsatille*.

Les homéopathes, à l'instar de la plupart des thérapeutes faisant appel à la médecine naturelle, considèrent les symptômes physiques d'une maladie comme autant d'indices d'un phénomène plus profond et interrogent longuement leurs patients afin de connaître leurs antécédents avant de leur prescrire un remède. Toutefois, lorsqu'il s'agit d'un banal rhume ou d'une grippe, on peut se prescrire soi-même le médicament approprié.

Les premiers soins homéopathiques

Symptômes	*Remèdes*
Rhume	
• Gorge en feu, fièvre, écoulement nasal, soif	Aconit
• Écoulement nasal aqueux, gorge desséchée et en feu, frissons	Gelsemium
• Écoulement jaunâtre, perte du goût, se sent mieux au grand air	Anémone pulsatille
Toux	
• Toux sèche et continue, qui empire la nuit venue	Aconit
• Toux sèche et continue, rougeurs au visage, qui empire la nuit	Belladone
• Toux sèche, point à la poitrine, qui empire le jour	Bryonia

• Toux bronchique, asthmatique, fièvre élevée	Héparane-sulfate

Grippe

• Enfant au premier stade, frissons	Aconit
• Début de migraine, toux, écoulement des yeux, éternuements	Gelsemium
• Douleurs aiguës, constipation, irascibilité	Noix vomique
• Toux sèche, fièvre, dessèchement des lèvres et de la langue, envie de s'allonger	Bryonia

Amygdalite

• Amygdales infectées, difficulté à avaler, écoulements	Sol mercurique
• Crise aiguë avec rougeurs et enflure, fièvre, cou roide	Belladone
• Mauvaise haleine, douleur, transpiration, fièvre, ulcères	Mercurius

Enfants

• Congestion nasale, mal de gorge	Arsenicum
• Toux sèche et irritante	Bryonia
• Rhume grave, congestion nasale, mal de tête, constipation	Noix vomique
• Rhume moyen	Gelsemium
• Infections à l'oreille	Anémone pulsatilla ou belladone

La réflexologie

On décrit simplement la réflexologie comme un massage des pieds, mais cela n'explique pas vraiment de quoi il s'agit. La réflexologie est la version contemporaine d'une pratique qui avait cours il y a très longtemps et qui était possiblement liée à l'acupuncture et l'acupressure.

Pareillement à ces deux dernières, la réflexologie est fondée sur le précepte voulant que des courants d'énergie circulent à l'intérieur du corps humain, lesquels lient les organes vitaux à certains points de réflexologie précis. Selon les réflexothérapeutes, la plante de chaque pied peut être départagée en zones correspondant aux différents organes (voir Figure 9), lesquels peuvent être stimulés lorsqu'une pression est exercée sur chacun des points de réflexologie.

On exerce une pression à l'aide du pouce et des doigts. Si aucune douleur ne naît de cette pression, c'est qu'aucun problème n'est à signaler; toutefois, un léger inconfort ou une douleur est censé révéler un problème à la région du corps correspondant au point touché. On applique alors une pression sur le point endolori. Cela fait parfois mal mais, en stimulant ce point pendant quelques moments, la douleur finit par disparaître et l'organe concerné peut devenir le théâtre d'une réaction.

Ainsi, on peut soulager un mal de tête en exerçant une pression à la base du gros orteil (qui correspond à la nuque) et les douleurs du dos en exerçant des pressions le long de la voûte plantaire (similaire à la courbe de la colonne). Même si elles n'associent pas un lien direct entre les points de réflexologie et les régions du corps, la plupart des personnes traitées affirment être détendues au sortir d'une séance de réflexologie. Leur circulation sanguine est activée, ce qui est favorable à la plupart des fonctions organiques, que les organes eux-mêmes soient stimulés ou pas.

Observation

Georges, 56 ans, est employé dans un hôpital. Il s'est présenté chez un réflexothérapeute avec un mal de dos et un vilain rhume. Il précisa d'entrée de jeu que le rhume se jetterait dans ses sinus et lui causerait des ennuis sans fin.

Pendant la séance, le réflexothérapeute insista particulièrement sur les sinus, les poumons et les autres organes chargés de l'élimination, en plus de lui prodiguer le traitement global ainsi qu'il se doit.

Lorsque Georges se présenta pour le traitement subséquent, il affirma qu'il s'agissait de son premier rhume sans aucune autre complication.

La réflexologie ne prétend pas pouvoir enrayer une infection dès lors qu'elle est installée, mais on recommande un traitement lorsque le pire de la grippe est passé afin d'accélérer le rétablissement et de renforcer le patient. Un traitement alors que l'on est enrhumé peut soulager les symptômes du rhume; on le recommande en particulier à ceux qui sont aux prises avec des complications telles que l'asthme et la bronchite. Dans ce cas, vous éprouverez l'envie de vous allonger ou de dormir après le traitement.

Il existe une version technologique de cette thérapie, lancée au Danemark, en provenance d'Afrique du Sud, appelée Vacuflex. Ses défenseurs

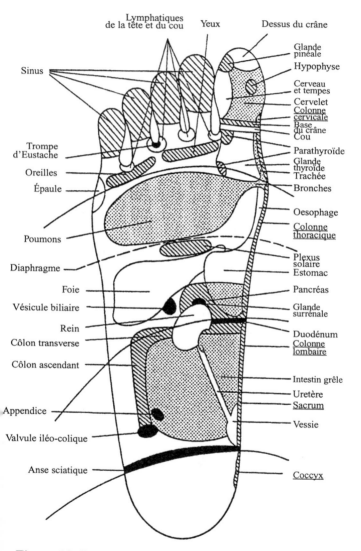

Figure 10 Les zones de réflexologie sur la plante du pied

prétendent qu'elle agit mieux et plus rapidement en raison des chaussons de feutrine et des ventouses employés. Une pompe évacue l'air des chaussons et le vide ainsi créé exerce des pressions sur l'ensemble du pied. On emploie ensuite les ventouses afin de stimuler divers points de réflexologie des pieds, des jambes, des bras et des mains.

Autres thérapies faisant appel à l'énergie subtile

Il existe un tas de thérapies à propos desquelles on affirme qu'elles peuvent remédier à toutes les maladies imaginables par le biais de la soi-disant énergie subtile, notamment le recours aux *pierres fines* et aux *cristaux*, aux huiles *aura-soma* et à la *radionique*.

Nous possédons quelques preuves de l'effet que peuvent avoir les couleurs sur l'humeur et, en conséquence, sur la relaxation, mais il n'existe à ce jour aucune recherche qui prouve que ces mêmes thérapies sont efficaces.

On affirme par exemple que les cristaux agissent en raison de la pureté de leurs vibrations alors qu'en réalité un cristal est une *im*perfection sur le plan géologique et que toute vibration qui en serait issue romprait l'harmonie plutôt qu'elle ne la favoriserait.

S'il existe un effet bénéfique, il tiendrait plutôt à la détente et à la confiance qu'il procure aux patients ou à la confiance que ces derniers ont envers leur thérapeute. Il s'agit cependant d'une forme de guérison spirituelle et, s'il en résulte une diminution de la souffrance, quel qu'en soit le degré, on ne peut simplement pas l'écarter.

CHAPITRE 10

Apprendre à choisir
un thérapeute

Comment reconnaître un thérapeute fiable?

Il n'est hélas! pas facile de trouver le thérapeute qui convient. Malgré le vent de popularité qui souffle actuellement sur les médecines douces, la diversité des spécialisations, la concurrence entre elles et la duplication au sein d'une même profession compliquent souvent le choix de qui cherche un bon thérapeute. La collection *Traitement naturel* vise précisément à vous éclairer sur le choix d'une thérapie, mais il vous reviendra de choisir votre thérapeute ou voire praticien.

En ce sens, une recommandation personnelle est assurément la meilleure chose, et cela vaut tant pour un médecin que pour un praticien qui ne l'est pas. Consultez quelqu'un qui vous est recommandé par un ami ou une connaissance. Toutefois, si vous n'obtenez pas une telle recommandation, voici quelques conseils qui vous aideront à faire un choix:

• Rendez-vous à la clinique médicale de votre localité et renseignez-vous. Il vous faudra un peu de courage, vous ne susciterez peut-être pas une réaction de sympathie mais, sait-on jamais? Peut-être pourra-t-on vous orienter chez le praticien dont vous avez besoin?

- Vous pourriez vous renseigner auprès d'une clinique de santé naturelle ou d'un praticien de la médecine douce qui, sans être celui qu'il vous faut, saura vous mettre sur une piste. Cela ne vaut peut-être pas une recommandation personnelle, mais les partisans de la médecine douce connaissent généralement ceux de leurs collègues qui oeuvrent dans leur localité et, surtout, ils savent qui est compétent et qui l'est moins.

- Vous trouverez les noms des différents établissements ou cliniques dans l'annuaire téléphonique, les journaux, les magazines, les bibliothèques, etc. Si vous possédez un ordinateur et une connexion Internet, vous aurez facilement accès au répertoire en question. Rendez-vous à la clinique de médecines douces de votre région, où sont regroupés en général plusieurs praticiens aux spécialisations diverses. Dans les meilleures cliniques, un nouveau patient est reçu en consultation par plusieurs spécialistes qui évaluent son cas avant de l'orienter chez un praticien en particulier. Mais cette pratique n'est pas encore courante.

- À défaut d'obtenir une recommandation personnelle ou de trouver une clinique réputée dans votre patelin, vous pourriez communiquer avec un organisme médical qui en chapeaute plusieurs et vous procurer la liste des organismes inscrits et des praticiens diplômés. On vous facturera peut-être les frais de poste et d'emballage et l'on vous demandera peut-être de préciser la sphère de spécialisation qui vous intéresse car, en de nombreux pays, il n'existe pas d'organisme reconnu qui encadre les différentes thérapies.

Dix trucs afin de trouver un thérapeute
- le bouche à oreille (le meilleur moyen)
- la clinique médicale de votre localité
- la clinique de médecines douces de votre localité
- les boutiques d'aliments naturels de votre localité
- les fermes biologiques et les instituts de beauté nature
- les groupes de soutien aux malades
- les organismes professionnels (voir ci-dessous)
- les réseaux informatiques
- les bibliothèques et les kiosques d'information
- les bottins, journaux et magazines spécialisés

Se renseigner auprès des organismes professionnels

Lorsque vous aurez trouvé un thérapeute, il serait indiqué de vérifier ses antécédents professionnels. La chose est pour ainsi dire essentielle si vous choisissez un nom à partir d'une liste plutôt qu'en suivant la recommandation d'un ami. L'adhésion à un organisme professionnel ne cautionne pas nécessairement les qualités d'un thérapeute. Certains organismes se montrent moins soucieux du professionnalisme de leurs adhérents que d'empocher leurs cotisations.

En premier lieu, vous devriez vous assurer du sérieux de l'organisme ou de l'association en question. Une association professionnelle digne de ce nom devrait publier ses préceptes dans le bottin de ses membres. Cependant, peu d'entre elles le font et il vous faudra alors communiquer avec l'organisation par téléphone ou par écrit. Voici le genre de questions que vous auriez intérêt à poser:

- À quand remonte la fondation de l'organisation? (De telles associations sont fondées chaque jour; vous devriez savoir si elle existe depuis un demi-siècle ou si elle date d'hier.)
- Combien d'adhérents regroupe-t-elle? (Le nombre d'adhérents vous fournira un aperçu de ses objectifs et de l'acceptation du grand public.)
- S'agit-il d'un organisme caritatif ou éducatif, doté d'un acte de constitution, d'un comité dont les membres sont élus et dont la comptabilité est vérifiable, ou s'agit-il d'une entreprise privée? (Les entreprises privées veillent en général à leurs propres intérêts.)
- Appartient-elle à un plus large réseau d'organismes professionnels? (Les associations indépendantes sont, en général, plus douteuses que celles qui adhèrent à un regroupement plus vaste.)
- L'association s'est-elle dotée d'un code de déontologie, d'un mécanisme pour traiter les plaintes et de procédures disciplinaires? Dans l'affirmative, quels sont-ils?
- L'association est-elle affiliée à une université ou à un collège quelconque? (Le cas échéant, elle pourrait n'avoir aucun droit de regard sur ses membres; le président de l'association pourrait être le recteur de l'université.)
- Quels sont les critères d'adhésion? (S'il s'agit d'être diplômé du collège ou de l'université en question, le problème soulevé ci-dessus pourrait surgir.)

- Les adhérents sont-ils protégés par une assurance collective contre les accidents et les fautes professionnelles?

Se renseigner sur la formation et la qualification professionnelle

Par la suite, il faut vous renseigner sur la formation et la qualification professionnelle du thérapeute. Une liste utile décrira en détail les qualifications requises et donnera le libellé de chacune des abréviations des titres. Ici encore, peu le font. Il s'agit donc de leur téléphoner ou de leur écrire. Voici quelques-unes des questions à poser:

- Quelle est la durée de la formation?
- Est-elle offerte à plein temps ou à temps partiel?
- Inclut-elle des visites aux patients sous supervision professionnelle?
- La qualification est-elle reconnue?
- Dans l'affirmative, de qui l'est-elle?

Le point de vue de l'association médicale britannique

Dans son deuxième rapport sur la pratique des médecines douces en Grande-Bretagne, paru en juin 1993, l'association médicale britannique recommandait à quiconque sollicitait l'intervention d'un thérapeute non conventionnel de lui poser les questions suivantes:

- Le thérapeute est-il dûment adhérent d'une organisation professionnelle?
- Les registres de cette association sont-ils accessibles au public?

- S'est-elle dotée d'un code de déontologie?
- S'est-elle dotée de mesures disciplinaires et de sanctions prévues contre ceux de ses adhérents qui failliraient?
- S'est-elle dotée d'un service des plaintes?
- Quelles sont les qualifications du professionnel?
- Quel type de formation a mené à l'obtention de telles qualifications?
- Depuis combien de temps le thérapeute pratique-t-il?
- Le thérapeute est-il protégé par une assurance collective?

L'association médicale britannique verrait d'un bon oeil la réglementation des médecines douces par les différents corps professionnels impliqués, mais elle considère que toutes les spécialisations ne nécessitent pas un organisme d'auto-discipline. Pour la plupart, l'adoption d'un code de déontologie professionnelle, des structures de formation et l'enregistrement sur une base volontaire suffiraient.

Complementary Medicine: New Approaches to Good Practice (Oxford University Press, 1993)

Faire son choix

Il convient de faire son choix en usant du sens commun, de son intuition et en donnant la chance au coureur. Mais n'hésitez pas à vous assurer que ses compétences sont bel et bien celles qui sont énumérées à l'annuaire de sa profession. Annulez un rendez-vous ou interrompez la consultation si quelque chose en lui vous déplaît. Il importe surtout de poser des questions, des tas de questions, et de vous fier à votre intuition. N'oubliez jamais que votre corps et votre esprit sont en jeu.

En quoi consiste une visite chez un praticien des médecines douces?

Étant donné que la plupart des thérapeutes entretiennent une pratique privée, il n'existe aucune perspective commune. Ils peuvent souscrire plus ou moins aux principes énumérés au Chapitre 6, mais vous rencontrerez des individus aussi différents que le jour de la nuit, appartenant à toutes classes sociales et de toutes les tendances. Leur image variera d'un praticien à l'autre, quoique plusieurs arborent maintenant un sarrau blanc pour ressembler davantage à des médecins.

Leurs cabinets de consultation seront également très différents, traduisant en cela leurs attitudes vis-à-vis leur travail et le monde en général. Certains vous recevront dans un bureau prestigieux, leurs noms gravés sur une plaque de laiton, tandis que d'autres vous recevront à la maison, dans un living-room encombré de plantes en pots et de vieux journaux. L'image projetée peut fournir quelques indications quant au train de vie du candidat, mais en dit peu concernant ses aptitudes. Un thérapeute qualifié pourra autant recevoir sa clientèle à son domicile que dans une clinique médicale.

Il existe toutefois des caractéristiques communes à tous les thérapeutes qui pratiquent les médecines douces. Les voici:

• Ils vous accorderont beaucoup plus de temps que les omnipraticiens. Une première consultation durera rarement moins d'une heure, souvent davantage. Ils vous poseront des tas de questions vous concernant afin de bien saisir comment vous fonctionnez et déterminer ce qui peut est à la base de votre problème.

- Ils vous factureront la consultation ainsi que les remèdes qu'ils vous prescriront, qui peuvent provenir de leur dispensaire. Plusieurs réduisent leurs honoraires, parfois y renoncent, lorsque quelqu'un n'a vraiment pas les moyens de les défrayer.

Quelques précautions d'usage

- Même si la plupart exercent leur profession moyennant des honoraires, aucun thérapeute intègre ne facturera un traitement à l'avance, à moins qu'il ne s'agisse de tests ou de remèdes particuliers, mais cette pratique est inhabituelle. Si l'on vous demande un acompte, exigez-en la raison et, si elle ne vous satisfait pas, refusez de verser l'argent.
- Montrez-vous sceptique devant quelqu'un qui vous garantirait une guérison. Personne n'est en mesure de le faire, pas même un médecin.
- Si un thérapeute vous conseille d'interrompre la médication prescrite par votre omnipraticien, consultez d'abord ce dernier avant d'agir. Les thérapeutes qui n'appartiennent pas au corps médical connaissent mal les produits pharmaceutiques et vous pourriez encourir un danger en interrompant abruptement une médication.
- Une femme ne devrait pas hésiter à se faire accompagner d'une amie si elle doit se dévêtir ou si sa présence la met plus à son aise. Aucun théra-

peute doté de professionnalisme ne refusera une telle demande et, dans le cas contraire, ne le consultez plus.

Combien de temps doit-on persévérer auprès d'un thérapeute?

La relation entre un patient et son thérapeute exige du temps afin de se consolider. La plupart des thérapies naturelles exigent également du temps avant d'agir (quoique l'effet de certaines est étonnamment rapide). La patience et la persévérance sont donc essentielles afin d'en arriver à des résultats satisfaisants.

Toutefois, il se pourrait qu'en dépit d'une patience d'ange vous n'aboutissiez à rien. C'est alors qu'il faut se dire que soit le thérapeute, soit la thérapie, ne nous convient pas et qu'il est temps de passer à autre chose.

En règle générale, on déconseille de s'en tenir à une même thérapie pendant plus de trois mois lorsqu'on ne constate aucune amélioration. Les méthodes et les démarches varient selon les praticiens, même au sein d'un domaine précis, et un peu de changement pourrait s'avérer profitable.

On a parfois du mal à déserter quelqu'un avec qui on a établi un rapport intime, mais ne laissez pas votre loyauté gêner votre rétablissement. Un thérapeute consciencieux souhaitera vous voir prendre du mieux et vous orientera chez un autre thérapeute, possiblement un collègue, susceptible de vous aider.

Que faire si les choses tournent mal?

Il vous revient alors de décider si le thérapeute a fait tout en son possible afin de vous soulager sans vous causer le moindre préjudice. Il n'y a pas d'offense lorsqu'un thérapeute s'avère incapable de vous guérir (auquel cas il est assurément aussi déçu que vous), mais il y en a une s'il n'use pas de précaution et s'il vous manque de respect. Si une telle chose se produisait et si vous aviez le sentiment que cela résulte d'une inconduite professionnelle, vous pourriez envisager les mesures suivantes:

- Si vous avez le sentiment qu'il a fait de son mieux sans pour autant cerner le problème en raison d'un manque de compétence, vous devriez lui en parler; cela serait à son avantage comme à celui de ses clients éventuels. Il n'a peut-être pas conscience de ses carences et se montrera reconnaissant de votre honnêteté, cherchera peut-être à réparer la faute et à vous venir en aide. Toutefois, si la situation s'avère plus grave, vous n'auriez d'autre choix que de tourner le dos et de prendre les mesures qui s'imposent. Dans ce cas, voici ce qu'il faut faire:
- Signalez-le à son association professionnelle, si elle existe. (Ne vous attendez cependant pas à des changements considérables. Étant donné que les médecines douces s'inscrivent encore en marge de la médecine officielle, elles ne sont pas réglementées en de nombreux pays. Cette situation a ses avantages: les meilleurs praticiens et les plus originaux peuvent tenter des expériences et orienter différemment leurs méthodes alors qu'ils ne pourraient le faire dans le cadre circonscrit

d'une pratique encadrée par des règles et des règlements. Mais cela sous-entend qu'il n'existe pratiquement pas de recours contre ceux qui agissent de façon déplacée. Même s'ils appartiennent à une organisation professionnelle, celle-ci dispose de peu de moyens contre un adhérent qui enfreindrait ses règlements. En Grande-Bretagne, par exemple, en vertu du droit coutumier, un individu expulsé de son association professionnelle peut quand même exercer à la condition de n'enfreindre aucune loi civile ou criminelle.

• Racontez votre expérience aux gens qui vous entourent, en particulier à la personne qui vous a recommandé ce thérapeute, et prévenez ce dernier de la chose. Les praticiens qui ont mauvaise réputation sont vite rayés de la carte, à juste titre. Pour cette raison, ils doivent afficher une conduite professionnelle irréprochable et ils ne sont pas sans le savoir. En dernier lieu, c'est là votre seule garantie mais c'est également la meilleure qui soit.

• Dans les pires cas, certes rares bien que la possibilité existe, vous pouvez avoir recours au droit civil ou criminel et intenter une poursuite par l'intermédiaire d'un avocat ou en portant plainte à la police. Les services d'aide juridique et les regroupements de citoyens pourraient également vous aider.

En résumé

En dépit de l'occasion qui peut s'y prêter et des manchettes de la presse à sensation, on rencontre peu d'escrocs et de charlatans parmi les thérapeutes qui pratiquent les médecines douces. Malgré l'idée généralement répandue, il y a peu d'argent à gagner dans cette sphère d'activité, à moins de travailler comme un forçat, auquel cas le thérapeute doit sa clientèle à sa réputation. En fait, on risque autant de rencontrer de piètres médecins conventionnels que de thérapeutes n'ayant aucune formation digne de ce nom. Nul ne connaît tout et aucun individu qualifié, serait-ce en médecine, n'est tenu d'obtenir la note parfaite lors de son examen de passage. La perfection demeure un idéal et l'erreur est humaine.

Voilà pourquoi il importe que vous assumiez la responsabilité de votre état de santé. Vous devez être responsable des choix que vous faites et cela constitue le plus important facteur de guérison, que vous vous soigniez vous-même ou par l'entremise d'un thérapeute. Nul autre que vous ne peut choisir un thérapeute, ni ne peut décider de sa compétence ou de son incompétence, qu'il s'agisse d'un médecin pratiquant la médecine conventionnelle ou les médecines douces. Vous constaterez rapidement s'il est compétent ou non en vous fiant aux résultats de son traitement.

Si vous êtes insatisfait du traitement ou de ses résultats, vous seul pouvez décider de poursuivre ou de mettre fin à votre relation. Vous pourriez alors continuer de chercher jusqu'à déceler le thérapeute qui vous convient. Ne vous découragez pas de ne pas le rencontrer de prime abord et, surtout, ne cessez jamais d'espérer. La personne que vous cherchez existe sûrement et votre détermination est votre meilleure ressource afin de la découvrir.

Souvenez-vous que de nombreux individus ont emprunté cette route avant vous et ont été aidés par-delà leurs attentes les plus irréalistes; ils ont fait la connaissance de quelqu'un vers qui se tourner en cas d'adversité, quelqu'un qui est devenu leur ami pour la vie.

Adresses utiles

La liste d'organisations qui suit n'est que pour fins informatives et n'implique aucun endossement de notre part, ni ne signifie que ces organisations assument les points de vue exprimés dans cet ouvrage.

CANADA

Association pulmonaire du Canada
75, rue Albert, suite 908
Ottawa (Ontario)
Canada K1P 5E7
Tél: (613) 237-1208

Association médicale holistique canadienne
700, rue Bay
P.O. Box 101, suite 604
Toronto (Ontario)
Canada M5G 1Z6
Tél: (416) 599-0447

Association chiropractique canadienne
1396, ave Eglinton ouest
Toronto (Ontario)
Canada M6C 2E4
Tél: (416) 781-5656

QUÉBEC

Association pulmonaire du Québec
4837, rue Boyer, bureau 100
Montréal (Québec)
Canada H2J 3E6
Tél: (514) 596-0805

Corporation des praticiens en médecines douces du Québec
5110, rue Perron
Pierrefonds (Québec)
Canada H8Z 2J4
Tél: (514) 634-0898

Association des chiropraticiens du Québec
7960, boul. Métropolitain est
Anjou (Québec)
Canada H1K 1A1
Tél: (514) 355-0557

Fédération québécoise des masseurs et massothérapeutes
1265, rue Mont-Royal est
Bureau 204
Montréal (Québec)
Canada H2J 1Y4
Tél: (514) 597-0505

Association professionnelle des acupuncteurs du Québec
4822, Christophe Colomb
Montréal (Québec)
Canada H2J 3G9
Tél: (514) 982-6567

FRANCE

Fédération nationale de médecine traditionnelle chinoise
73, boul. de la République
06000 Cannes
France
Tél: 04.93.68.19.33

Association Zen internationale
17, rue Keller
75011 Paris
France
Tél: (1) 48.05.47.43

Association française de chiropractie
102, rue du Docteur Ruichard
49000 Angers
France
Tél: 33 (2) 41.68.04.04

BELGIQUE

Union belge des chiropractors
avenue Ferdauci, 30
1020 Bruxelles
Belgique
Tél: 345-15-27

SUISSE

Association suisse des chiropraticiens
38, Sulgenauweg
3007 Berne
Suisse
Tél: 031 450 301

INTERNATIONAL

Organisation médicale homéopathique internationale
B.P. 77
69530 Brignais
France

Index